养 胃 有道
治 肠 有方

檀碧波　赵　群　吕景霞／主编

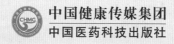

U0206421

中国健康传媒集团
中国医药科技出版社

内 容 提 要

胃肠健康是人体整体健康的重要组成部分，本书详细阐述了诱发胃肠疾病的不良饮食与生活习惯，并深入探讨这些习惯对胃肠健康的影响，帮助人们认识与避免可能存在的误区。然后讲解胃肠病的常见表现与潜在隐患，帮助人们更全面地了解自身健康状况，并采取适当预防措施。同时，本书还介绍了胃肠疾病的治疗与康复方法，并结合中医智慧讲解一些治病小妙招，适合广大读者特别是胃肠疾病患者及其家属参考阅读。

图书在版编目（CIP）数据

养胃有道　治肠有方 / 檀碧波，赵群，吕景霞主编 . — 北京：中国医药科技出版社，2024.9

ISBN 978-7-5214-4537-4

Ⅰ . ①养… 　Ⅱ . ①檀… ②赵… ③吕… 　Ⅲ . ①胃肿瘤—诊疗 ②肠肿瘤—诊疗 Ⅳ . ① R735

中国国家版本馆 CIP 数据核字（2024）第 061610 号

美术编辑　陈君杞
版式设计　也　在

出版　**中国健康传媒集团** | 中国医药科技出版社
地址　北京市海淀区文慧园北路甲 22 号
邮编　100082
电话　发行：010-62227427　邮购：010-62236938
网址　www.cmstp.com
规格　710 × 1000mm $\frac{1}{16}$
印张　12 $\frac{1}{2}$
字数　202 千字
版次　2024 年 9 月第 1 版
印次　2024 年 9 月第 1 次印刷
印刷　北京金康利印刷有限公司
经销　全国各地新华书店
书号　ISBN 978-7-5214-4537-4
定价　**48.00 元**

获取新书信息、投稿、为图书纠错，请扫码联系我们。

编 委 会

前　言

如果给我们体内的各个器官功能进行评分比赛，胃肠往往不会名列前茅。胃肠属于"干得好是应该，干不好就挨骂"的类型。胃肠平时工作得好，往往不会引起人们的注意，而胃肠不舒服或者影响到正常吃喝时，大家才会注意到胃肠的存在。

除了人们熟知的消化吸收功能，胃肠还与情绪和认知密切相关。很多人会有这样的体会，午饭时间已经很饿了，但是生气吵架后，看见餐桌上的美食却一点也吃不下去，这就是胃跟着个人情绪在变化，不良情绪会导致胃肠功能的变化。

胃肠承担着消化食物、吸收营养以及排除废物的重要功能。胃肠功能虽然强大，但其本身又较为"脆弱"，一些大家不在意的事情可能都会影响到胃肠的健康。比如高盐饮食，被认为是癌前病变的独立危险因素。不规律吃饭、吃饭速度过快、吃过烫食物、吃剩饭剩菜等饮食习惯以及吸烟、饮酒、熬夜这些不良习惯都会在一定程度上伤害胃肠健康。

小病不治，大病难医。有不少人长年存在胃肠问题，比如胃疼，但没在意，每次疼的时候吃两片止疼药，疼过之后就忘记了自己有胃疼的毛病。长年累月，直到某一次疼得实在忍不了才就诊，发现已经是胃癌晚期。大家都说胃肠病不是病，这种错误观念常常导致治病时机的延误，等到想要治疗时可能为时已晚。

　　本书致力于通过科普宣传改变大家的一些认识误区，纠正不良饮食习惯和生活习惯。说起来容易，做起来难。一次两次的宣传可能难以达到目的，天天讲，天天听，可能才会逐渐起到作用。希望通过《养胃有道　治肠有方》这本书可以帮助大家更好地了解胃肠的结构和功能，认识到良好的饮食习惯对胃肠健康的重要性。

　　由于时间所限，书中难免有不足或疏漏之处，欢迎广大读者朋友批评指正。

编者

2024 年 6 月

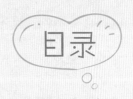

目录

第三章

胃，小心幽门螺杆菌

第四章

注意排便、排气给出的身体信号

第五章

警惕肠癌找上门

第六章

>>> 小毛病，大隐患

第七章

>>> "痛苦的胃镜"和"羞耻的肠镜"

第十四章

养护胃肠的灵丹妙药

第十五章

中医治胃肠有疗效

第一章
初识胃肠

一日三餐，离不了胃肠的工作，那么食物入口之后都要经历什么过程才能被消化吸收，转化成能量呢？胃肠是什么样，又是如何发挥作用的呢？在这个过程中，胃肠中微生物的存在又有什么意义呢？让我们揭开胃肠的神秘面纱。

01 9米长的旅程：从食物到便便

你知道吗，食物从进入嘴里到由肛门排出，需要经历大约9米长、耗时24~72小时的旅程。让我们跟着食物看看它们的旅行吧！（图1-1）

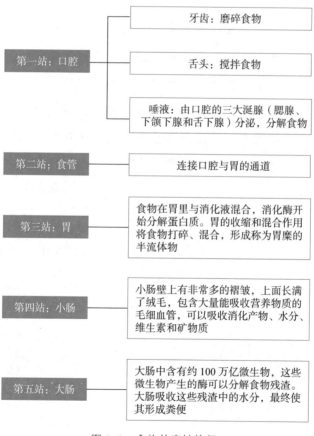

第一站：口腔	牙齿：磨碎食物
	舌头：搅拌食物
	唾液：由口腔的三大涎腺（腮腺、下颌下腺和舌下腺）分泌，分解食物

| 第二站：食管 | 连接口腔与胃的通道 |

| 第三站：胃 | 食物在胃里与消化液混合，消化酶开始分解蛋白质。胃的收缩和混合作用将食物打碎、混合，形成称为胃糜的半流体物 |

| 第四站：小肠 | 小肠壁上有非常多的褶皱，上面长满了绒毛，包含大量能吸收营养物质的毛细血管，可以吸收消化产物、水分、维生素和矿物质 |

| 第五站：大肠 | 大肠中含有约100万亿微生物，这些微生物产生的酶可以分解食物残渣。大肠吸收这些残渣中的水分，最终使其形成粪便 |

图1-1 食物的奇妙旅行

当我们的眼睛看到美味的食物、鼻子闻到食物的芳香时，消化过程就已经开始了。这是因为食物的颜色、气味等刺激头部视觉、嗅觉等感受器，引起了胃液、胰液的分泌。口腔是食物到达的第一站，牙齿、舌头协助将食物与唾液混合，进行初步消化；随着不断的咀嚼，食物越磨越小，向下通过食管，穿过贲门来到胃；然后在胃中被打碎，并与消化液充分混合，进一步分解，形成称为胃糜的半流体物；接着通过幽门离开胃，到达小肠。食糜在小肠与消化液充分混合被充分地消化吸收后，剩余的物质通过回盲瓣进入大肠，在大肠中进行进一步的水分和电解质的吸收，最终在大肠中形成粪便，通过肛门排出体外。

整个进食到排便的过程一般用时 24~72 小时，但具体时间取决于食物的成分、个体差异和其他因素。

 若是排便频率太慢或过快都可能存在胃肠方面的问题，要警惕。

02 有点丑但是很温柔的胃

有一 3 岁的小孩一天内吃的食物过多，难受得一直哭闹。爸爸问他是哪不舒服，他告诉爸爸："我心里难受。"几乎从未独自带过娃的爸爸懵了，赶紧求助孩子妈妈，这才知道是吃得太多导致了积食，所以小孩是胃不舒服。为什么小孩会把胃不舒服说成心里难受呢？因为小孩可能并不知道哪里是胃，只觉得那片区域疼，就表达为"心里难受"。那么胃在哪里？胃的结构和功能又是怎样的呢？今天就一起来认识认识我们的胃。

胃有"高、矮、胖、瘦"之分，在充盈和空虚的不同状态下，胃囊大小差异可达 20 倍。在完全空虚时，胃略呈管状；高度充盈时就如同吹满气的气球，呈球囊状。除了胃的充盈状态，个人的高、矮、胖、瘦也会影响胃的形态。喝下一种含有钡剂的特殊液体，在 X 线的照射下，我们就拥有了透视眼，可以较清晰地看到食管、胃等的形态。

胃的形态可以大致分成 3 种类型。

钩型胃：胃的样子像字母"J"一样，如同一位佝偻的老人，多见于中等体形的人。

角型胃：这种胃的位置较高，呈牛角型，像是把"J"放成平卧位，整个胃的位置也多位于上腹部，多见于矮胖体形的人。

长胃：这种在体型瘦弱的女性中更多见。胃体几乎处于垂直位。

我们了解到胃上接食管，下通小肠，具有入、出"两口"。食物穿过贲门，就可以从食管进入胃；而要到达十二指肠，则要通过出口——幽门才能抵达。

整个胃一侧短一侧长，较短一侧叫胃小弯，凹向人体右上方；相应的，长的那一侧称为胃大弯，凸向人体左下方。

胃可以分为一体一底和两部分。

靠近贲门的部分为贲门部，在贲门平面以上的部分即为胃底。这部分的设计可是非常精妙的。想想为什么胃不是直上直下的呢？因为我们每天走路会不自觉地绷紧腹部肌肉，这会造成腹部压力增大；在大笑或咳嗽时，腹压会增加，甚至可以达到平时的4倍。如果胃是直接连接于食管的正下方，那么胃的内容物是不是很容易就反流到食管里了呢？另外，胃底会容纳吞咽时进入的空气，约50ml。当食管与胃的接口更接近这个位置时，这些气才会顺着食管通过打嗝排出来。胃的大部分体积称为胃体。胃体下界与幽门之间的部分称为幽门部。幽门部偏左侧的地方为幽门窦。胃溃疡和胃癌更喜欢发生在幽门窦近小弯处。

一般来说，胃的右侧比左侧短，所以胃囊的形状像是一个凸向人体左侧的半月形袋子。胃大概始于左侧乳头下方，止于右肋弓的下方，大部分位于左侧季肋区，也就是说胃左侧的大部分被左侧肋弓遮掩，其借膈与心相邻（图1-2）。胃的中间部分在剑突的下方。所以在有些情况下，感受到剑突下方的疼痛时，并不一定是心脏的问题。

如果做过胃镜，那么会发现胃镜报告单上的图片一般是嫩嫩的橘红色，这就是胃的黏膜。

但胃可不只有黏膜这一层，整个胃壁有四层（图1-3）。

💡 "紧密"的黏膜层

黏膜层是胃壁最内层，由多层细胞组成。黏膜层负责分泌胃酸、胃蛋白酶和黏

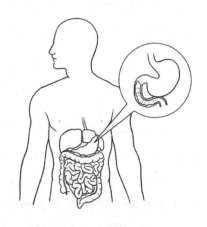

图1-2 胃的位置

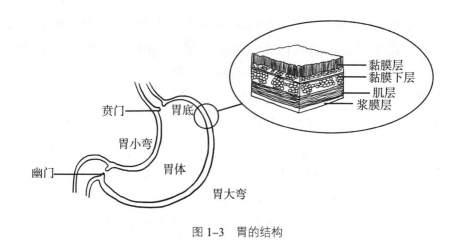

贲门 胃底
胃小弯
幽门 胃体
胃大弯

黏膜层
黏膜下层
肌层
浆膜层

图 1-3　胃的结构

液等，以帮助消化食物，同时可以吸收某些营养物质；另外也能保护胃壁免受酸和酶的侵害。

胃酸被分泌到胃黏膜的表面，为什么不会腐蚀胃黏膜呢？这是因为在胃黏膜表面存在防御屏障，医学上称其为黏液碳酸氢盐屏障，由正常人胃黏膜表面凝胶状的黏液层和上皮细胞及细胞间隙向胃腔扩散的碳酸氢盐联合作用，可以将胃黏膜与胃酸和胃蛋白酶隔离开。这层屏障不仅能抵挡消化液的攻击，还能阻挡一些细菌、病毒等微生物的攻击。

此外，相邻胃上皮细胞间存在的的紧密连接也能构成一层胃黏膜屏障。这些上皮细胞大概 2~3 天更新 1 次，在损伤后可以很快修复。而胃上皮后丰富的血运则是强大的后盾，支持了细胞的各种活动及更新。如果屏障破损，会引起胃组织的自我消化，从而形成胃炎或胃溃疡。

"疏松"的黏膜下层

从黏膜层继续向外看去是黏膜下层，它主要由疏松的结缔组织构成，包括血管、淋巴管和神经丛等结构，提供胃壁所需的营养和氧气。一般黏膜和黏膜下层向消化管壁内突起，形成皱襞，在胃充盈时，可变得平坦。在胃小弯附近是 4~5 条纵行的皱襞，而在幽门处，则会形成环形皱襞，有阻止胃内容物进入十二指肠的功能，可以使食物在胃内被充分消化。

黏膜下层有着丰富的血管和神经丛，如果胃溃疡腐蚀到它们，就会出现出血和疼痛。另外，黏膜下层还存在丰富的淋巴管网，在胃近端与食管淋巴管网相连，在远端与十二指肠淋巴管网连接，如果胃癌侵袭到这一层，便很有可能发生转移。侵及黏膜下层的早期胃癌淋巴结转移率为近20%。如果在胃癌的早期阶段能及时发现并接受治疗，一般预后较好。

"有力"的肌层

　　再向外看一层，内斜、中环、外纵3层平滑肌构成了胃壁强厚的肌层。这种纵横交错的肌肉走行可以将胃的收缩和舒张效益最大化，在强有力的肌层的帮助下，胃就能像搅拌机一样完成食物的搅拌和混合、将食物磨成食糜、促进消化、推进食物向前移动。

"光滑"的浆膜层

　　胃壁的最外一层是浆膜层，由薄而光滑的浆膜组成，主要起保护和润滑的作用。

> 虽然胃长得并不漂亮，但是它拥有强大而温柔的力量。胃通过分泌消化液和消化酶，分解食物中的蛋白质、脂肪等物质，加上机械性的肌肉收缩与舒张，将消化液与食物混合，磨碎食物，使食物被消化得足够彻底，最后将食物推送入小肠，进行下一阶段的消化过程。

03 人生无常，大肠包小肠

"人生无常，大肠包小肠"主要表达的意思是"人生如戏，不知道什么时候会结束，应该保持宽容的心"。而大肠包小肠是我国台湾的一个经典小吃，在糯米肠里面包裹着火腿肠。同时"大肠包小肠"这一句也非常形象地说明了我们体内大肠与小肠的关系（图1-4）。

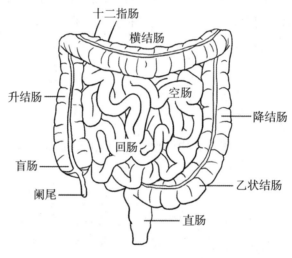

图1-4 大肠包绕小肠

小肠是身体里最长的器官，成年人小肠可长达4~5米。如果将小肠展开，表面积甚至可超过200平方米，如果将小肠的皱褶也完全展开，那就足足有400平方米。

小肠主要包括十二指肠、空肠和回肠。胃中的食物经过消化后，十二指肠接收胃内容物并继续消化和吸收。然后食糜依次通过空肠、回肠，经回盲瓣到达大肠。

大肠主要包括盲肠、阑尾、结肠、直肠和肛管5个部分，它们形成了一个近似长方形的框架，将小肠围绕其中。食物残渣经大肠处理后逐渐形成成型的粪便，通过直肠排出体外（图 1-5）。

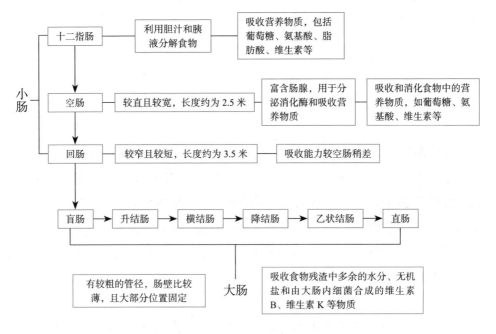

图 1-5 大肠和小肠

作为"劳模"的肠道，365 天全年无休，全天 24 小时时时刻刻工作，朋友们一定要关心肠道健康，规律饮食和健康生活。

04 肠道菌群有什么作用

肠道菌群是生存在人类及其他动物的消化道内的微生物群落，在肠道内存在近 1000~5000 不同种群，微生物数量约 100 万亿。

肠道菌群分为 3 种类型：共生菌、致病菌、条件致病菌。肠道中，几乎 99% 为共生菌，如乳酸菌（嗜酸乳杆菌、双歧杆菌等）、叉裂杆菌等，它们有助于维持肠道菌群的平衡，促进食物消化吸收，合成维生素、酶和短链脂肪酸等有益物质，增强免疫力，并对抗有害菌的生长。大量的菌群还可以形成肠道的保护屏障，抑制病原菌和病毒的增殖与感染，同时可促进先天免疫和获得性免疫的发育。

一些病原菌如大肠埃希菌、沙门氏菌等，当机体免疫力下降或它们的数量过多时，可能导致肠道感染和其他健康问题。而当霍乱弧菌、副溶血弧菌等致病菌存在于肠道中时，可能引起严重的肠道感染和疾病。

近年来新的研究表明，肠道菌群还是人体衰老的主要控制者。当肠道菌群失调时，3 种类型肠道菌群间比例失衡，有益菌减少造成致病菌的大量定植，条件致病菌也会威胁人体健康，可能会诱发一些肠 - 脑疾病（如肠易激综合征、炎性肠道疾病和肝性脑病等）和中枢神经系统疾病（如多发性硬化症、阿尔兹海默症和自闭症等）。

肠道菌群与癌症的形成也有关。一项研究探究了 46 名结肠癌患者和 56 名健康人群肠道菌群的差异性，结果显示脆弱拟杆菌、肠杆菌、大肠埃希菌、志贺菌、克雷伯菌、链球菌和消化链球菌在结肠癌患者的肠道中较丰富；罗氏菌属、丁酸盐产生菌和毛螺旋菌在结肠癌患者的肠道中含量较少；而普通拟杆菌和单形拟杆菌在健康志愿者的肠道中比较丰富。这表明，特定的肠道菌群与肿瘤的发生相关。

我们要如何保护肠道菌群呢?

- 均衡饮食是维护肠道菌群健康的关键。增加高纤维食物（如水果、蔬菜）的摄入可以提供多样的营养物质，同时为益生菌提供良好的生长环境。

- 摄入富含益生菌（如酸奶）和益生元（如豆类、燕麦、全谷类食品）的食品，可以丰富体内益生菌的数量和种类，并提供它们所需的营养。

- 应避免过度消毒食品和环境，允许一些有益细菌生存。应选择新鲜食材并适度清洗，而不是过度消毒。

- 要避免抗生素滥用，应在必要时按医生指导正确使用，因为抗生素可以杀灭有益的肠道菌群。

- 应保持心情愉悦，控制压力和焦虑情绪。

- 适当进行体育锻炼，促进肠道蠕动，有助于保持肠道菌群的健康。

05 人的第二大脑：肠脑

以往我们认为是大脑中枢神经系统控制肠道。近年来，越来越多的证据表明，肠道、肠道菌群也会影响大脑。比如在胃肠道不舒服的时候，心情也会低落。

胃肠道由于存在内在的自主神经系统而被称为"肠脑"。由于其存在着大量的神经元和神经递质，也被称为"第二大脑"。肠神经系统不仅可以自主调节消化道的运动和分泌，同时还与大脑神经连接，向大脑传递信息，并影响大脑的认知、情绪与行为。这是由于肠道与大脑之间存在着复杂的双向通信，通过免疫途径、神经内分泌途径和迷走神经途径来实现，这种相互作用被称为脑－肠轴。

在肠与脑的双向联系中，肠道菌群也发挥了重要作用。肠道菌群不仅影响肠道的健康，也会影响脑的活动与行为。因此现在把脑－肠轴更新为了肠道菌群－肠－脑轴。

科学家发现，情绪可以改变肠道状态和肠道菌群的组成，而肠道的异常状态和菌群失衡也会引起多种情绪和神经障碍，如焦虑、抑郁和自闭症等。肠道状况的变化可能会影响情绪、行为和认知功能，如肠道可产生多种神经递质，如 5－羟色胺、多巴胺、谷氨酸等，它们可参与情绪和心理状态的调节。5－羟色胺和多巴胺可影响肠道蠕动和感觉，同时与情绪和认知功能有关。肠道菌群还可以分泌 γ－氨基丁酸，作为一种神经递质，其有利于控制和缓解焦虑。

经过上面的了解，我们知道在一定程度上，"肠子可以决定脑子"，想要有一个好心情，必须先拥有一个好的健康的肠道菌群，这也是长寿的关键。

第二章
胃病偏爱的 15 种胃

　　胃是一个脆弱的器官，容易受到生理、心理等多种因素的影响，而胃病也并非一朝一夕的行为造成的，是长期不良的生活方式导致的结果。有哪些不良的习惯会损害胃呢？本章我们一起认识一下胃病偏爱的 15 种胃。

01 重口胃

> 盐是古人眼中的"天藏之物",《说文解字》中记述：天生者称卤，煮成者叫盐。盐曾是稀有产品，是身份地位的象征，贵族阶级更会把盐摆放在餐桌显眼的位置以表尊贵，甚至一度将盐作为货币流通。现如今，盐已成为饭食中必不可少的调味品。

高钠饮食是目前临床公认的不良饮食行为，《中国居民膳食指南（2022）》推荐每日盐的摄入量不超过 5g。而我国传统饮食习惯为咸食，大部分地区人均每天盐摄入量为 12~15g，更有甚者为 15g 以上，已超过规定的食盐摄入量的两倍还要多，这直接或间接影响着身体健康。

大家最熟悉的与高盐饮食有关的疾病就是高血压。盐平均摄入量与不同地区人群的血压水平和高血压患病率有关。盐分会使得体内的钠水平升高，进而增加血液容积和心脏负荷，导致血压升高。此外，长期摄盐过多易导致心脏病和中风的发生，还会引起肾血管收缩，减弱肾脏的功能，降低机体代谢以及排泄废物的能力，从而增加肾脏疾病的发生率。

高盐饮食与胃炎、胃癌的发生有关吗？在一项预测模型中，高盐饮食被认为是癌前病变的独立危险因素。最近的一项研究表明，高钠饮食导致胃癌发病与死亡比例较高。为什么吃盐太多更容易得胃癌呢？

原因之一是摄取高盐食物后的高渗透压，盐分直接刺激胃肠道黏膜，使其受损。其次高盐食物会使胃酸分泌减少，抑制具有胃黏膜抵抗力的前列腺素 E_2 的合成，导致胃黏膜更容易受损。长此以往，会反反复复使细胞癌变的发生率增加。

可能很多人觉得少盐、淡盐太难了，生活中我们该如何做呢？

● 第一步就是识别并远离高盐食品（图 2-1）。首先是腌制食品及盐渍肉制品如酱菜、腊肉、腊肠、熏肉、咸肉等。其次，高盐食品吃起来不一定很咸，方便面、快餐食品、加工食品和膨化食品是隐形的含盐大户，如薯片、薯条等食品中就含有很高的盐分。此外，含钠调味品（如酱油）也是不可忽视的。

● 第二步要明确盐用量。值得注意的是《中国居民膳食指南（2022）》推荐成年人每天摄入食盐不超过 5g，这 5g 说的可不仅仅是食盐，还包括酱油与味精等调味料中的盐、腌制食物和半成品食物中存在的隐形盐，所以实际上做菜时放盐 3~4g 才是比较合适的量。应学会使用 2g 盐勺和限盐罐，逐渐减轻重口味，对于需要控钠人群还可以选择食用低钠盐；可以选择天然香料葱、姜、蒜、花椒等提味，注意减少味精、酱油等调味料的摄入。

总之，盐要少放，高盐食品要少吃，远离重口味，做到少盐、低钠饮食。

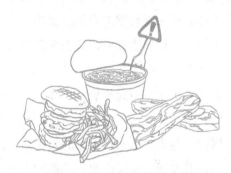

图 2-1 识别并远离高盐食品

02 速食胃

常听人说，吃饭要细嚼慢咽，别狼吞虎咽。这可不仅仅是吃饭雅观与否的问题，而是进食速度过快容易对健康产生一些危害。

食物被消化的第一道程序就是在嘴里。当充分咀嚼食物时（大概咀嚼20~30次）会促进分泌消化酶，随后食物会进入胃中进行储存和分解。而吃饭过快时，口中的食物没来得及被充分咀嚼就被吞下，口腔工作不到位，胃肠就要收拾烂摊子：就算食团过大，胃没来得及分泌足够的胃液，也只能硬着头皮来工作，这无疑会增加胃肠的负担。

另外，快速进食后消化系统需要足够的时间来消化食物，易导致腹部胀气感，会增加胃胀气和消化不良的风险。快速进食还可能会让胃膨胀太多，使胃黏膜过度扩张，引起疼痛和不适感；长期如此可能会导致胃黏膜被撑大，影响胃的正常功能。而当食物无法得到充分消化，会引发胃酸分泌过多，长期如此会腐蚀胃黏膜，增加胃溃疡的发生风险。

还有人问，吃饭过快与癌症的发生有关吗？目前并无直接证据证明二者之间的关系。一些食物中含有亚硝酸类化合物，其作为一种致癌物质，与40%的癌症发生有关。当食物与唾液充分混合32秒后，致癌物的有害作用就可以被唾液中的各种酶中和降低；如果狼吞虎咽，咀嚼次数过少，致癌物对器官组织的影响也会增加。除此之外，大块食物会对肠胃造成物理损伤，还会导致胃酸分泌过多，造成化学损伤，反复损伤容易造成细胞病变，导致癌症的发生。

> 各位朋友，不要为了赶时间吃饭过快，要慢慢咀嚼，每口饭菜咀嚼15次以上，将细嚼慢咽记在心上。

03 烫食胃

有一位 30 岁出头的年轻女性，不幸罹患胃癌。她的年龄不大，也没有家族病史，平时生活中饮食也比较规律，怎么就被胃癌缠上了呢？经过反复询问，才知道她有一个很不好的习惯——喜欢喝烫的东西，尤其是烫的水，这个坏习惯伴随她多年。

相信每个人在生活中都说过这么一句话"趁热吃饭、趁热喝药"。但俗话说得好，"心急吃不了热豆腐，性急喝不了热锅粥"，老话已经告诉我们，面对热气腾腾的美食诱惑，不能急于品尝，喜食烫食的习惯并不健康。

烫出口腔溃疡是很常见的一件事，吃热乎乎的食物时，急于进食就可能会使口腔和食道组织被烫伤，导致口腔、唇部、口腔黏膜发生灼伤，或引起口腔溃疡，这也会增加感染的风险，容易引起痛苦和不适。

沿着进食路线再往下走就是食管，而食管对于温度并不敏感。我国许多地区有喜食烫食、饮用烫茶的习惯，如此会对食管形成慢性炎症刺激，久而久之，就会增加癌变的风险，食管癌的发生率大大增加。同理，对于脆弱的胃黏膜也是如此（图 2-2）。

我们应学会正确吃东西，在吃烫食前要小心检查温度。可以通过视觉和手感检查食物的温度。

- 吃东西时，应该先舔唇和咀嚼感受温度，然后慢慢吞咽。
- 当食物过热时，可以先用勺子等工具盛取东西，以避免口腔直接接触热食。然后将食物细嚼慢咽，以减缓食物进入食道的速度。这样的方式可以减轻热食对口腔和食道的刺激。
- 想要品尝美食，就要有耐心等待美食降温。可以先将食物放置一段时间（建议等待 5~10 分钟），待降至适宜的温度再食用。

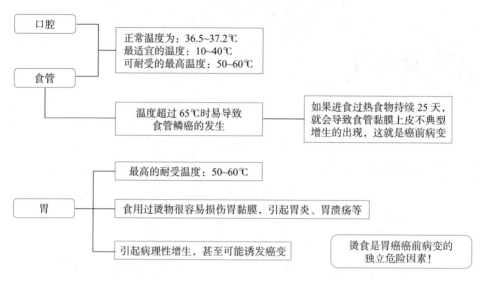

图 2-2 口腔、食管、胃的耐受温度

04 外卖胃

如今人们的生活节奏越来越快，每天的工作时间较长，外出吃饭时间受到限制，同时也没有时间自己做饭。在这种背景下，外卖平台得到了快速发展。现在的人们也会时常"犯懒"，每天手指点一点，外卖就送到身边。那么外卖有哪些不好呢？

重口味、高热量

为了让食客感到好吃，增加外卖复购率，有的商家会把食物做得重油重辣。如果经常点这样的外卖，那么对身体的影响不言而喻，"三高"（高血压、高血糖、高血脂）很容易找上门。

这些外卖食品往往含有较高的油脂和热量，过多摄入可能增加胃肠道负担，导致胃部不适，出现消化不良、胃酸逆流等症状。而且这些"美味的外卖"可能影响肠道健康，高油、高糖、高盐饮食不利于正常肠道菌群的生长，可能使胃肠道菌群失衡，导致患癌的风险增加。

卫生条件难以保证

外卖的不健康之处还在于食品卫生没有保障。我们只看到了摆在餐桌上的美味食品，但是它可能是在一个卫生条件不合格的小摊上做出来的，这些食品存在食品变质、细菌污染等食品安全隐患，"病从口入"，食用这些不洁净的外卖食品可能导致胃肠道疾病。

包装、餐具材料可能对身体有害

为了降低成本，有所外卖包装常采用劣质的一次性塑料餐具。这种塑料餐具多由聚氯乙烯制成，聚氯乙烯遇高温会释放出有毒有害的物质，随着饭菜吃进体内会对人体的健康造成很大伤害。

还有一种化学物质——酚甲烷（双酚 A），也常用于劣质塑料餐具制作中，会增加女性患乳腺癌的风险，严重损害女性的身体健康。

> 尽管外卖食品存在这些潜在的问题，但并不意味着所有外卖食品都对胃有害。关键在于选择健康的外卖以及适量的摄入，还应避免长期过度依赖外卖食品。
>
> 同时，均衡饮食、食物选择多样化、控制油脂和盐的摄入以及提高食品安全意识，都是维护胃健康的重要措施。

05 饥饿胃

　　都市的快节奏生活让大家早上经常没有时间吃早餐，可能仅喝一杯牛奶，还有人索性挨到中午再好好吃一顿……想想有没有早晨空腹过久的时候，会感觉胃部隐隐作痛，走起路来更加疼痛难忍，想躺下缓解时可能还会反酸、想吐？遇见这种情况就赶紧去找点东西吃吧，不然胃就要消化自己了。

　　自古以来，人们遵循日出而作、日落而息的生活规律，胃也一样拥有昼夜节律的变化。白天胃分泌胃酸多，晚上则是其休息时间，所以白天胃肠的消化能力要强于晚上。如果长期不吃早饭，早上分泌的胃液会蓄积在胃内，无法用来消化食物，就很有可能"吃掉"自己的黏膜，造成危害。

　　在饥饿状态下，胃黏膜需要承受自身分泌的胃酸和其他消化液的作用。没有了食物的缓冲作用，就好比缺失了一块盾牌，胃黏膜就会直接受到胃酸的攻击，这会增加胃黏膜受损的风险。长时间的胃酸刺激可能导致胃溃疡、胃炎等疾病。

　　饥饿状态下，胃像一个要放气的气球，胃酸更容易反流入食管，刺激食管黏膜，引起胃酸反流病等问题，造成食管炎症和溃疡。此外，在饥饿状态下，胃黏膜的血液供应相对较少，减少了营养和氧气供应，胃黏膜细胞易受损。

　　除了以上这些危害，不吃早餐、长期空腹还会导致低血糖和胆结石等的发生。因此要好好吃早餐。

　　　● 早上起床后，先来一杯温开水唤醒胃肠，让它们开启一天的工作。

　　　● 建议早餐丰盛而均衡，应包含蛋白质、碳水化合物等营养素，以及蔬菜和水果等多种食物。

　　　● 主食可选择健康的碳水化合物，如全麦面包、燕麦片等，这些食物能提供持久的能量，并有助于控制血糖水平。

● 蛋白质是早餐的重要组成部分，可以选择鸡蛋、奶类、豆类等富含蛋白质的食物，以提供能量和促进形成饱腹感。

● 早餐时食入新鲜的蔬菜和水果可以提供丰富的营养素、膳食纤维和抗氧化剂，有助于维持身体健康。

● 应尽量选择健康的烹饪方式，如蒸、煮、烘焙或煎炒，应避免过多的油脂和油炸食品。

06 伸缩胃

　　胃在空腹时容量约为 50ml，而当进食后，在其处于容纳舒张状态时，容量可达 1000ml。尽管胃本身是可以伸缩的，但是"饥一顿、饱一顿"等行为，都是在伤害胃。如果经常暴饮暴食，会超出胃的消化吸收能力，长此以往会明显影响胃的排空能力，增加胃蠕动时的负担，导致消化能力下降，引起饱胀、打嗝、恶心、呕吐等不适。

　　每当过年的时候，大家往往开始狂吃不停，年假期间天天大鱼大肉，胡吃海喝，等到胃肠作痛才偃旗息鼓。殊不知，这样的放纵，让胃很是难受。

　　暴饮暴食时，食物过量进入胃部，胃无法有效处理过量的食物，可能导致胃痛、胃酸过多或过少，以及其他消化不良症状。当胃的大袋子里装了太多的东西，压力过高，会增加胃酸反流的风险，胃酸反流可能引起烧心、胃灼热、胃酸侵蚀食管黏膜等问题。暴饮暴食还可能导致胃肠道运动紊乱，引起胃胀气、腹部不适、腹泻或便秘等症状。长期反复暴饮暴食可能增加胃的负担，导致胃黏膜受损、慢性胃炎、胃溃疡等问题。

　　人体有自身的饮食摄取节律，包括正常晨起后进食早餐、午餐和晚餐的时间安排。正常情况下，胃的排空时间大约为 2~4 小时。在规律进食的时间点，胃会分泌以胃酸为主的大量消化液，消化液刺激胃黏膜，就会产生饥饿感。若长期不规律进食，饥饿时胃黏膜受到大量胃酸的强烈刺激，会导致溃疡的发生；在胃上皮没来得及修复的时候又再次接受刺激，就相当于在墙上破了洞的地方又踹了一脚，长期下去就有癌变的可能。另外，如果喜欢抽烟、爱好喝酒，同时有幽门螺杆菌（Hp）感染，那么患癌的概率就会大大增加。

> 🔔 一日三餐或一日两餐是大多数人从小接受的饮食习惯，这些情况的前提都是规律饮食，不能想起来吃饭再吃。建议养成规律、良好的饮食习惯，避免暴饮暴食对胃造成伤害。

07 生冷胃

在夏季，很多人喜欢通过吃冷饮来缓解炎热的感受，然而，这样做可能不久后就会感觉身体出虚汗、肚子难受，这是怎么回事呢？

我们的脾胃特别害怕生冷食物，包括生的食物如生鱼片、生吃的蔬菜等；冷的食物如冰镇饮料、冰淇淋，以及本身性寒的食物，如西瓜等。当寒凉入体时，首先到达胃，这个刺激可能会使胃部肌肉收缩、血管收缩以保持体温，从而导致胃肠道的血流减少，会导致胃肌肉收缩更加剧烈。

特别是对于一些本就容易出现胃肌肉痉挛的人来说，寒凉食物可能会引发或加重胃痉挛，导致胃痛和消化不良；其次寒冷会降低胃酸和消化酶的活性，导致胃肠消化力降低，食物堆积在胃肠道发酵产气、产生毒素，损伤胃肠黏膜；此外，寒冷会导致血液、淋巴循环减慢，影响营养物质的传送与运输，从而导致身体虚弱、胃肠对于细菌和病毒的抵抗力下降，会增加患上胃肠道感染的风险。

再者，一些生冷食物如生鱼片、生海鲜等容易滋生细菌和寄生虫，会对食物安全构成一定威胁。这些细菌和寄生虫可能会引起食物中毒或感染，导致胃肠道问题和腹泻等症状。比如生海鲜中常常带有副溶血弧菌，如果生吃或未煮透就吃，可能会出现急性感染的症状，如发热、腹泻、胃痉挛、恶心、呕吐等。

一定要注意食用生冷食物时的卫生问题，应将生食与蔬菜、熟肉分开放置，处理生食物前后要及时洗手。与冬季相比，夏季部分病原菌更加活跃，一些食材极易在短时间内变质，如果自己制作冷食、冷饮，要选择新鲜的食材，而且尽量不要放置过久。

> 🔔 脾胃喜欢温热，要养护脾胃，饭菜、汤饮的温度就尽量不要过低。例如，做凉菜时可以适当加一些姜、蒜等，姜、蒜性温，可以中和凉菜的部分寒气。

08 不洁胃

　　"病从口入"是众所周知的常识，"饭前洗手"是很多家长从孩子小时就在嘱咐的话。而不洁饮食、不分餐、饭前不洗手等不良习惯会使人受到细菌、病毒、寄生虫等的感染，导致胃肠炎等疾病发生。

　　肠道是人体对食物的第一道警戒线，当食用不洁食物后，它会很聪明地把细菌和这些食物以腹泻的形式排出体外。严重的话，可能会导致胃肠道感染，出现发热、恶心、呕吐、腹泻等症状。

　　除了细菌，还有寄生虫的感染。某些不洁准备或处理食物的方式可能导致寄生虫感染。这些寄生虫可以附着在食物中，进入人消化道后引发寄生虫病，如肠道蠕虫感染、蛔虫感染。

　　虽然随着生活环境的改善和认知水平的提高，这些寄生虫感染的情况越来越少见，但如果个人卫生习惯较差，仍然存在感染的风险。水果、蔬菜都有可能附着蛔虫的虫卵，如果未彻底清洗干净就食用，虫卵会在体内生长为成虫。成虫寄居在消化道内，会出现恶心、呕吐、腹泻等消化道紊乱的症状。

　　此外，一些食物可能含有较多的油脂、香料、添加剂等物质，这些物质可能会对胃黏膜造成刺激，导致胃酸分泌增多或胃酸倒流，引发消化问题，如胃灼热、胃痛、胃酸反流等。

　　在生活中，要注意个人卫生，进家门之后先洗手，上餐桌前先洗手。养猫、狗等宠物的家庭，更应注意手部卫生。为了保护肠胃健康，建议注意饮食卫生，选择安全、新鲜、卫生的食物，避免吃生的或未完全煮熟的食物，尽量避免在一些条件"脏、乱、差"的小摊就餐。若出现胃部不适或消化问题，应及时就医。

09 药物胃

很多人稍微感到一些身体不适，就自行吃止痛药或消炎药。但是俗话说得好，"是药三分毒"，有些药物会直接或间接损害胃黏膜，引起胃肠道反应。

阿司匹林是常见的非甾体抗炎药，这类药物会导致黏膜修复障碍，出现胃黏膜糜烂出血，导致急性胃炎。如果长期或过量使用这些药物，可能会逐渐发展为慢性胃炎，若不加重视，时间久了就会提高细胞发生癌变的可能。

糖皮质激素（例如泼尼松、氢化可的松等）具有广泛的生理和免疫调节作用。然而，长期或高剂量使用糖皮质激素可能对胃肠道产生一些不良的影响。①糖皮质激素可增加胃酸的分泌，导致胃酸过多，增加胃黏膜受损和溃疡的风险；②糖皮质激素对炎症反应的抑制作用可能会掩盖或缓解胃肠道炎症的症状，但同时也可能会降低胃肠道自我修复能力，降低黏膜屏障的完整性，延迟炎症的恢复和修复过程，使胃肠黏膜更容易受到刺激和损伤；③同时这种抗炎和免疫抑制作用也可能会减弱胃肠道的免疫防御功能，导致感染风险的增加；④糖皮质激素还可能干扰胃肠道的神经传递和调节，导致胃肠动力失调、肠道收缩减少或延迟排空等。

除了上面说的两大类药物，某些降压药如非选择性 β-受体阻滞剂（如普萘洛尔）和钙离子拮抗剂（如维拉帕米）等，可能会增加胃食管反流病的风险。

此外，如果长期服用高剂量的铁剂，可能会刺激胃黏膜，导致胃痛、胃溃疡等。

因此，遵从医嘱服药、按说明书服药是很关键的。对于一些存在心血管疾病的人群，可能需长时间服用阿司匹林，这种情况下应坚持定期复查，医生会根据最新病情制定用药的适宜剂量。不少服、不误服也不要多服药，合理用药，才能药尽其效，更好地保护健康。

10 烟酒胃

很多人有喝酒、吸烟的习惯，但是如果长期有这类嗜好，可能会对肺、肝、胰、脾、胃等脏器产生一定损害。

"烟伤肺，酒伤肝"，这是我们的固有认识，但是烟酒的危害不仅于此。吸烟不仅仅与呼吸系统疾病的发生有关，还是各种类型癌症发生的主要危险因素之一，其中就包括胃癌。

随着吸烟年数延长、每天吸烟量增大，胃癌发病的风险呈上升趋势。烟草中含有许多有害物质，包括致癌物质如多环芳烃、亚硝胺、多环芳香胺和一些重金属，其中亚硝胺对胃黏膜细胞有致癌作用。烟草的烟雾中含有自由基，可通过破坏遗传基因、损伤细胞膜和降低免疫功能促使组织癌变。这些物质在吸烟过程中通过吸入或吞咽进入体内，随着吸烟量的增加以及吸烟持续时间的延长，可以直接接触胃黏膜并对其产生有害效应，最终可能导致胃黏膜细胞发生恶性变化。

有证据表明，吸烟与胃癌之间存在着明显的相关性，吸烟可以增加患胃癌的风险。此外，吸烟还可以影响胃黏膜的保护机制。吸烟会降低胃内黏液的分泌和黏液层的厚度，破坏黏液－碳酸氢盐保护屏障，使胃黏膜容易受到化学物质的刺激和损伤。而且烟中的尼古丁等成分会使胃黏膜血管收缩，减少胃黏膜的保护成分——前列腺素的合成，导致胃酸的分泌增加，从而使胃黏膜的损伤更加严重。以上这些均为胃癌的发生提供了一个有利的环境。有研究结果显示，与不吸烟者相比，有吸烟史的人群胃癌相对风险值为 1.6，并且开始吸烟年龄越小、吸烟指数越高，胃癌的发病风险越高。

酒精也是胃癌发生的危险因素之一。酒精可以直接损伤胃黏膜，减少胃酸的分泌，导致炎症的发生。如果饮酒者同时伴有幽门螺杆菌（Hp）感染，Hp可使胃黏膜内的乙醇脱氢酶（ADH）活性降低，导致乙醇代谢减慢，胃内乙醇浓度较长时间保持高水平，会加重对胃黏膜的损伤。长期或大量饮酒，会引起胃黏膜充血水肿甚至糜烂、出血，如果患者本身存在慢性萎缩性胃炎、异型增生等癌前病变，那么酒精可能加重病情进展，使癌变提前到来。有研究发现，吸烟和饮酒的协同作用可增加胃癌发生的危险。

为了预防胃癌以及其他与吸烟、饮酒相关的疾病，戒烟、限酒是非常重要的措施。主动吸烟者在公众场合应自觉禁烟，同时积极寻求戒烟的支持和帮助；被动吸烟者应尽量避免吸烟环境。喜好饮酒者建议尽量减少饮酒量，当然最好是不饮酒。

11 浓茶胃

《神农本草经》记载："神农尝百草，日遇七十二毒，得茶而解之。"可见，茶自古以来就被认为是个宝贝。事实也确实如此，适量饮用茶对健康有益，这可能与其主要成分多酚类的生物活性有关。茶中的茶多酚和其有效组分具有中和有害细菌所产生毒素的作用，还能促进有益细菌的增殖，改善胃肠道环境，且茶多酚可诱导胃癌细胞的凋亡。但过度饮茶却不见得是一件好事情。

浓茶和浓咖啡对胃的影响取决于个体差异和摄入量，过量饮用浓茶或浓咖啡可能对胃部产生一些负面影响。浓茶与浓咖啡中的咖啡因和鞣酸是引起胃刺激的主要成分。

鞣酸可以增加胃酸的分泌，导致胃酸过多。高浓度的胃酸可能对胃黏膜产生刺激，尤其对于胃部本身存在问题的人来说，如患有胃溃疡或胃炎等胃病的人。此外，过多的鞣酸还可能与食物中的铁和蛋白质结合，干扰铁、钙和其他微量元素的吸收，尤其是在餐后摄入咖啡时，这可能会对特定人群（如孕妇、贫血患者和骨质疏松症患者）的营养摄取造成影响。

咖啡因也可以刺激胃部，增加胃酸的分泌。若本身存在患有胃溃疡、胃酸反流或胃炎等问题，咖啡可能会引起胃部不适，如胃灼热、胃痛和胃酸反流等。浓茶、浓咖啡通常含有较高的咖啡因，过量摄入咖啡因可能导致心悸、失眠、焦虑、尿频和脱水等问题。咖啡还可能通过促进胃肠蠕动和增加胰酶的分泌，导致肠道更快地排空和消化，从而引起腹胀、腹泻或肠易激综合征等消化问题。

如果已经有胃部不适或消化问题，特别是有胃溃疡、胃炎或胃酸过多的情况，建议限制浓茶或浓咖啡的摄入量。

可以考虑选择低咖啡因咖啡或无咖啡因咖啡，或可以在喝咖啡时适当地稀释，例如加入一些奶或牛奶替代品，以减轻对胃的刺激。尽量避免空腹饮用咖啡，避免过量饮用咖啡。

对于一般人来说，适量饮用普通浓度的茶是安全的，且茶中的抗氧化物质对健康有益。但人体对咖啡因和鞣酸的敏感度各不相同，因此需要根据个人情况决定饮茶的适量。

所以，朋友们请适量饮茶或咖啡，切勿贪杯。

12 懒惰胃

现代生活方式中，人们往往长时间坐在桌前工作、看电视或使用电脑等，这使得身体缺乏足够的运动和活动。世界卫生组织（WHO）的研究数据显示，全球每年有二百多万人死于久坐，70% 的疾病与久坐有关联性，久坐已成为十大致死元凶之一。研究显示，久坐会使 2 型糖尿病风险增加 88%，心脏病风险增加 14%，肺癌风险增加 27%，肠癌风险增加 30%，子宫癌风险增加 28%。那么久坐对胃肠到底有什么影响呢？

久坐会减缓肠道蠕动。每天吃进去的食物由于胃肠长时间蠕动减慢而积聚于胃肠，会加重胃肠负担，增加便秘和消化不良的发生率，时间久了就会出现消化不良、食欲不振、胃动力不足等表现，很容易诱发胃炎，甚至最终引发癌症。

再者，久坐会导致血液循环减缓。大脑不能得到足够的血液供应，大脑疲劳会导致对胃肠的调节失衡，出现胃肠黏膜血液供应不足的情况。

另外胃肠蠕动减慢还会导致排便不畅，代谢物在结肠内滞留，延长了有毒代谢物及致癌因子与结肠黏膜的接触时间，使结肠癌的发生率升高。

有人觉得这说的太严重了，久坐真的能得癌吗？美国癌症研究院发布的数据显示，大约每年有 10 万起新发乳腺癌和结肠癌的病例都与缺乏运动有关。最近的研究结果发现，久坐时间每天增加 2 小时，癌症死亡风险上升 16%。

除了上面提到的这些，饭后懒惰、吃完饭就躺也是一个不良行为习惯。饭后，胃内盛有大量内容物，胃内压力增高，饱食后躺下会增加胃食管反流的风险，使得胃液刺激食管，而食管并不具有分泌黏液抗酸、抗腐蚀的能力，容易导致食管炎的发生。长此以往，还会使胃肠蠕动减慢，不利于消化吸收。

世界卫生组织（WHO）《关于身体活动和久坐行为指南》建议成年人每周至少进行 150 分钟至 300 分钟的中等强度到剧烈强度的有氧活动，儿童和青少年应达到平均每天 60 分钟。为了帮助减少过多久坐行为对健康的不利影响，成年人进行中等强度到剧烈强度的身体活动应力求超过建议水平。

如果工作繁忙，可以定时活动，每隔一段时间（30 分钟到 1 小时）起身做一些简单的伸展运动或散步。看到这，还不赶紧起身活动一下！

13 情绪胃

　　胃是一个情绪器官。很多人会有这样的体会，午饭时间已经很饿了，但是生气吵架后，看见餐桌上的美食，内心却毫无波澜，一点也吃不下去；或者有一段时间考试或工作压力大，就时不时地感觉胃不舒服，这是胃跟着个人情绪在变化。

　　怒伤肝、喜伤心、思伤脾、忧伤肺、恐伤肾，五情对五脏，与人体健康密切相关。有研究指出，在焦虑、暴怒、抑郁、紧张和压力大等负面情绪状态下，胃也会受到影响。

　　胃黏膜屏障的维持离不开健康的的血液循环。丰富的血液循环可以提供足够的营养物质，并能及时将代谢产物及反渗回黏膜的盐酸运走。而当人们处于紧张害怕的情绪时，容易发生胃痉挛，供给血管的平滑肌也处于痉挛状态，导致胃黏膜屏障的防御功能下降。相似地，当压力过大时，身体会将血液重新分布，集中在脑部来分担精神压力，那么消化道供血就会减少，所以当压力过大时就可能出现胃部的不适。

　　胃受中枢神经和自主神经双重支配，内在的自主神经也被称为"肠脑"。脑-肠轴是连接认知和情感中枢与胃肠神经系统的神经-内分泌轴。大脑和胃肠道通过自主神经系统和下丘脑-垂体-肾上腺轴进行双向调节，一方面将内在信息通过肠神经链与高级神经中枢相连结，影响胃肠感觉、动力和分泌等；另一方面又反作用于中枢的痛感、情绪和行为，即胃肠症状对心理状态有反作用。

　　当我们处于紧张、压力或焦虑状态时，身体会释放出应激激素（如肾上腺素和皮质醇），胃的功能就会受到这些激素的影响（图 2-3）。它们可能加速胃的蠕动，导致食物在胃中过快通过，从而引起消化不良。此外，5-羟色胺功能失调会导致紧张、焦虑、恐惧、抑郁等情绪出现，并且经常同时伴有内脏高敏感等消化道的症状。

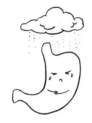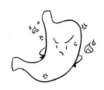

图 2-3　不同情绪下的胃

　　调查表明，功能性消化不良患者存在个性异常，焦虑评分显著高于正常人和十二指肠溃疡组。相比于正常人，肠易激综合征患者更易发生焦虑、抑郁，其发生应激事件的频率也较高，应激反应更加敏感和强烈。而癌症的负性情绪中最常见的就是焦虑和抑郁，这些负面心理可能作为心理刺激源诱导机体产生非特异性的反应，并通过神经－内分泌－免疫轴的作用致使机体免疫监视功能下降，从而促进癌症的进展。若是长期处在焦虑、抑郁等负面情绪的阴霾之下，可能早期只是功能性消化问题的表现，一旦发展到胃黏膜出现溃疡、糜烂甚至癌变的情况，那这个问题就非常严重了。

 如果出现负面情绪该怎么办呢？

　　● 首先要学习如何自己应对、缓解压力，如听音乐、深呼吸和冥想等，以减轻情绪的波动。

　　● 也可以向亲朋好友寻求情感支持，找到情感宣泄口，把坏心情像垃圾一样倒出去。

　　● 适度的运动也可以促进身心健康，释放身体累积的压力和焦虑。

　　● 如果觉得实在排解不了，还可以咨询专业的心理医生。千万不要觉得看心理医生很羞耻，这并不丢人，不要因担忧外界的压力而忽视自己真正的需求。

　　● 此外还应避免过量摄入辛辣的刺激性食物，因为它们可能刺激胃酸分泌、增强胃肠道敏感度。

　　当被不良情绪控制时，不妨考虑这些办法，赶走负面情绪，积极阳光地快乐生活！

14 熬夜胃

　　一些人工作学习了一天回到家，觉得晚上终于有了自己的空闲时间，舍不得睡觉，刷手机直到夜里两三点才迟迟睡去。第二天起床后往往感觉脑子混沌、精神不振，胃里翻滚，食欲欠佳。

　　失去正常的作息时间会影响胃肠道的正常节奏，导致胃酸分泌不足或消化功能减弱，进而引发消化不良、腹胀和胃痛等问题。熬夜还可能干扰身体的消化过程，导致胃酸倒流至食道，引发胃酸反流和胃灼热的症状，长期的胃酸反流可能会损害食道黏膜。

　　胃黏膜上皮细胞再生修复的时间平均为 2~3 天，且一般在夜间进行。如果总是熬夜，胃肠道没有得到充分的休息与更新，胃黏膜的修复能力就会下降。

　　此外，多数人熬夜时往往会选择吃宵夜。这不仅会加重胃肠道负担，食物积滞在胃内还会促使胃酸大量分泌，刺激胃黏膜，增加胃黏膜糜烂、溃疡等的发生率。另一个常见的熬夜伙伴就是咖啡，大量摄入咖啡因也可能对胃产生不利影响，损伤胃黏膜，导致胃部炎症的发生。

　　需要注意的是，熬夜也会对整个身体健康造成负面影响，会影响人的神经精神系统、代谢、内分泌等多种功能；长期熬夜可能导致焦虑、抑郁和情绪不稳定。

 为了保护胃和整个消化系统的健康，建议每晚保证充足的睡眠休息时间，成年人每天一般需要 7~9 个小时的睡眠。

　　● 世界卫生组织提出的最佳作息表显示，晚上 10:30 入睡最为合适。

　　●《黄帝内经》中讲"子时入睡"（即晚上 11:00~ 凌晨 1:00 之间进入深度睡眠）最为合适。

　　● 机体大多在凌晨 3:00 前进行自我修复，因此夜间 11:00~3:00 这段时间的睡眠尤为关键。

15 心不在焉胃

老一辈的人总挂在嘴边这样一句话，"做事情应一心一意，不可三心二意"。吃饭也是这样，一边看电视一边吃饭可能会带来一些危害。

当人们一边看电视一边吃饭时，注意力通常会被分散，自身对饱腹感的反应能力会被干扰，容易失去对饮食摄入的控制，会在不知不觉中摄入更多的食物，导致过度进食，对胃造成损伤。

有一位朋友向我分享过他的经历。某天他自己边看电影边吃饭，曾经吃不完外卖不知不觉就都吃完了，吃完站起来的时候才发现肚子胀得不行，刚想溜达溜达就感觉胃里难受，直接吐了出来，这之后整个人才感觉好了些。

除了上面提到的这点，分散注意力还可能会影响消化过程。当我们专注于电视节目时，可能会咀嚼得并不充分或吞咽过快，导致消化不良、胃胀和胃痛等问题。在分散了一部分注意力的同时，供给胃的血流也将分散一部分给大脑，这就造成了大脑和正在消化的胃争夺血液动力，从而抑制胃肠蠕动，影响消化液的分泌和代谢，最终影响了食物消化和吸收。

为了保持健康的饮食习惯和促进消化，建议用餐时保持专注，避免分散注意力，尽量避免一边看电视一边吃饭的行为。

第三章
胃，小心幽门螺杆菌

胃内是强酸性环境。让人难以置信的是，在这种环境中也有细菌的定植和生长，那就是幽门螺杆菌。那么幽门螺杆菌是如何在强酸性环境中存活的？如何判断是否有幽门螺杆菌感染？感染幽门螺杆菌后是否需要接受治疗？

01 幽门螺杆菌存在"人传人"现象吗

据统计，幽门螺杆菌（Helicobacter pylori, Hp）全球感染率超过 50%，我国约为 59%。也就是说，每 2 个人中就有 1 个人是有幽门螺杆菌感染的，这个数字是多么的可怕！

新近发布的《中国居民家庭幽门螺杆菌感染的防控和管理专家共识》提出了"以家庭为单位防控 Hp 感染"的新策略，家庭成员共同治疗可阻断 Hp 感染在家庭中的传播，有助于减少根除后的再感染。有研究显示，5 岁以下的儿童 Hp 感染率较高，大多数 Hp 的感染发生在儿童和青少年，但是成年后也会感染。如果家庭成员中有人感染 Hp，感染者必须积极治疗根除幽门螺杆菌，并一定要分餐，用公筷、公勺盛饭夹菜，不要相互夹菜。

作为"吃进去的细菌"，Hp 最常见的传染途径是"口–口"或"粪–口"传播。所以家里的长辈需要改掉老习惯，不要亲吻孩子的嘴巴，不要口对口给孩子喂饭，或将食物嚼碎后再喂给孩子。还有些家长会不自觉地用舌头感知食物温度，或在喂奶前先用奶嘴尝一口……这些习惯都可能将大人口腔内、肠胃里的幽门螺杆菌传染给孩子。不光要注意饭前洗手，便后也要注意手部卫生，避免幽门螺杆菌传播。

1994 年 WHO 就将 Hp 列为 1 类致癌原。

病从口入，Hp 随食物等进入胃内，一部分可逃脱胃酸的杀灭，附着于胃窦部黏液层，依靠有力的鞭毛活动穿过黏液层，定居于黏液层与胃窦黏膜上皮细胞表面，而不侵入胃腺和固有层内。奇妙的存活模式与生存位置使其能够免受胃酸的杀菌作用，也逃过了机体的免疫清除（图 3-1）。

不仅如此，Hp 还可创造利于其自身定居和繁殖的环境。Hp 可分泌尿素酶使胃液氨含量升高，利用碱性物质来中和胃酸，使 Hp 感染慢性化，会刺激胃上皮细胞的增殖与畸变，导致慢性胃炎、胃溃疡的发生风险增加。慢性胃炎在

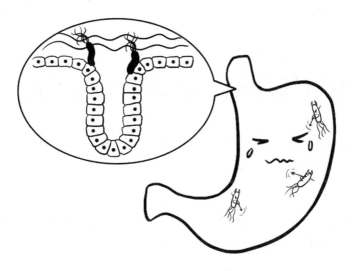

图 3-1　幽门螺杆菌侵袭胃

Hp 的作用下，一步步程度加重，最终可发展为癌。

更严重的是，Hp 可促进硝酸盐降解为亚硝酸盐及亚硝胺，从而致癌；Hp 感染还可使氧自由基存在时间延长，导致 DNA 损伤，最终发生基因突变，诱导并促进胃癌的发生；Hp 的毒性产物也可直接致癌或促癌。

> 虽然幽门螺杆菌持续感染被确认是胃癌发生的高危因素之一，与约 80% 的胃癌病例密切相关，但幽门螺杆菌并非导致胃癌发生的独立和单一因素。遗传因素、环境因素与幽门螺杆菌感染相互作用，最终致使胃癌的发生和进展。

02 吹口气就能让幽门螺杆菌现原形

幽门螺杆菌持续感染危险性很高，那如何判断感染？用什么方法能检测体内有没有幽门螺杆菌呢？

有一种无创、简便、快速的检测办法，吹两口气就能轻松得到有无 Hp 感染的结果，这就是 ^{13}C 或 ^{14}C 尿素呼气试验。

^{13}C 呼气试验注意事项

1. 呼气试验前保持空腹。
2. 避免服用可能会造成假阴性结果的药物，至少一个月内没有服用抗生素、消炎药或抑酸药。
3. 服用 ^{13}C 尿素试剂后需等待 30 分钟，准时进行二次吹气。

由于幽门螺杆菌会产生尿素酶水解尿素，后形成 CO_2，CO_2 可随血液循环进入肺部并通过呼气排出，通过检测呼出的气体中有没有被标记的 ^{13}C 或 ^{14}C，就能明确有无幽门螺杆菌的感染（图 3-2）。

用 ^{13}C 和 ^{14}C 检测的准确度无明显区别，但由于 ^{14}C 是不稳定核素，具有放射性，不推荐用于妊娠期、哺乳期人群及儿童。

检测结果是阳性则证明胃部有 Hp 的感染。此时不要过于害怕，应遵医嘱，积极地进行规范化抗 Hp 治疗，这样才能预防消化性溃疡、胃炎等消化道疾病的发生。

除了这种无创的检测方法外，如果你恰好要做胃镜检查，可以在胃镜检查中咬检一块胃组织，通过快速尿素酶试验或胃黏膜切片染色镜检等方法测定有无 Hp 的感染。

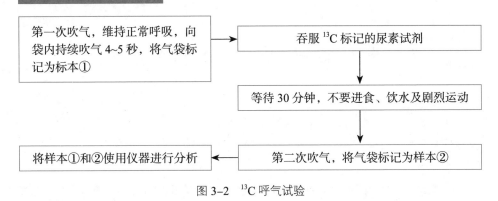

图 3-2 ^{13}C 呼气试验

如果仍然害怕去医院做检查，可以买用来检测 Hp 的试纸。如果测试显示阳性，还是建议去医院接受 ^{13}C 或 ^{14}C 检测，以获取最终确认。

03 杀死幽门螺杆菌，一定斩草除根

有句诗写道："野火烧不尽，春风吹又生。"如果我们发现有幽门螺杆菌的感染，就要彻底根除，不能给其卷土重来的机会。

根除幽门螺杆菌治疗很有必要。根除 Hp 不仅可促进溃疡的愈合，还能够降低溃疡并发症的发生率。此外，根除 Hp 治疗可使约 80% 早期胃黏膜相关淋巴样组织淋巴瘤获得缓解。Hp 根除指征见表 1。

表1 Hp 根除指征

Hp 阳性伴随情况	强烈推荐	推荐
消化性溃疡（不论是否活动或有无并发症史）	√	—
胃 MALT（黏膜相关淋巴组织）淋巴瘤	√	—
慢性胃炎伴消化不良症状	—	√
慢性胃炎伴胃黏膜萎缩、糜烂	—	√
早期肿瘤已行内镜下切除或胃次全手术切除	—	√
长期服用质子泵抑制剂（PPI）	—	√
胃癌家族史	—	√
计划长期服用非甾体抗炎药（NSAIDs），包括低剂量阿司匹林	—	√
不明原因的缺铁性贫血	—	√
特发性血小板减少性紫癜	—	√
其他 Hp 相关性疾病（如淋巴细胞性胃炎、增生性胃息肉、巨大肥厚性胃炎）	—	√
证实有 Hp 感染	—	√

目前对于初次感染或再次进行根除治疗的患者，均首先推荐铋剂四联方案，即1种质子泵抑制剂+2种抗生素+1种铋剂，疗程为14天，在结束治疗4周后应复查有无Hp，但复查前注意不要用质子泵抑制剂或抗生素以免造成假阴性的结果。

除了四联方案，在一些情况下，序贯应用荆花胃康胶丸或半夏泻心汤，或应用以大黄、黄连、黄芩为主要成分的中药方剂也可以对Hp有不错的根除效果。

第四章
注意排便、排气给出的身体信号

人生几件大事，无外乎"吃、喝、拉、撒、睡"。前面我们说到吃喝之后食物在胃肠道内旅行，经历消化分解，最终形成废物被排出体外。当这些排出的东西发生变化时，往往在向我们透漏着一些身体变化的消息。

01 新奇的黑色便便

本节我们要谈到一个带些颜色和味道的话题——大便。我们都知道健康大便的颜色是黄褐色，而有些人却排出了黑色便便，很是奇怪。什么情况会出现黑色便便呢？黑便一定代表着胃肠道出了问题吗？

如果排出的黑便为柏油样、沥青样，多半提示有消化道出血，尤其是上消化道出血。因为上消化道出血时，血液经过胃酸的中和，经过肠道排出时会形成含有硫化物的粪便，表现为黑色。

导致上消化道出血的原因主要有 4 个。

消化性溃疡：当溃疡基底腐蚀到血管，就会导致出血，且常常为动脉性出血。出现黑便时往往表示出血量较少，但也不能忽视；如果便血色泽由黑色转为紫色，甚至伴有呕出鲜血的症状，那一定要立即前往医院就诊，溃疡大出血是非常严重和危急的情况。

食管胃底静脉曲张破裂：发生这类情况的患者往往有肝硬化病史，这类人通常面色灰暗，也就是医学上讲的肝病面容。如果仔细观察，可以发现他们的肚皮上有腹壁浅静脉显露，皮肤上可见到像蜘蛛一样的血管团（蜘蛛痣）。

急性糜烂出血性胃炎：多在重度感染、创伤等应激状态下出现，使用激素、服用非甾体类抗炎药也会引起。

胃癌： 当胃癌到了一定程度会出现破溃或者侵犯周围血管，就会导致出血。但是由于发生在消化道内，不容易直接发现。

如果平时胃肠条件就不太好，总是给身体找麻烦，当出现黑便时，就一定要警惕。当上消化道出血时，每日出血量超过 50ml 才会形成黑便；如果黑便次数频繁或增多，则要小心活动性出血的可能，这时候需要做急诊胃肠镜的检查，可在内镜下行止血治疗的同时明确病因。

但是，并不是出现黑便就一定存在上消化道出血，就如同吃红心火龙果会排出红色便便一样，黑便也和饮食或服用药物有关系。

当吃含铁量高的食物以及黑色素含量高的食物时会导致拉黑色大便。含铁量高的食物主要有猪肝、鸭血、鸡血、鸡肝、羊血等。食入含铁量丰富的食物后，过多的铁质不能完全被消化，排入肠道后经过氧化会形成硫化亚铁，引起大便变黑。而像黑芝麻、黑豆、黑米、黑木耳、桑椹等食物，由于含有较多黑色素，没有完全消化的黑色素排入肠道与粪便混合，也会引起大便变为黑色。另外，服用铁剂、铋剂和炭粉等药物也会出现黑便。

当出现黑色大便时，应首先检查饮食。应回想最近有无食用铁或黑色素含量高的食物或者铁剂等药物，暂时也不要继续吃色素较深的食物，观察大便颜色是否恢复正常。如果大便仍然呈黑色则需要去医院就诊，做大便隐血试验。如果大便隐血试验为阳性，则需要做胃肠镜检查，寻找出血点后给予对症治疗。

02 排便次数多又软，是肠道更通畅吗

完美的便便是棕色顺滑长条形，如同香蕉的形状，大约每日1~2次或1~2日排一次。便便的表面多数比较光滑，含水量约20%，因此会在马桶内慢慢下沉。当排便次数增多（＞3次／日），或粪便量增加（＞200g/d），或粪质稀薄（含水量＞85%）时，就是我们所说的腹泻。

如果排出的大便是软的，并且排便次数较多，可能是由以下一些原因导致的。

饮食因素：饮食中膳食纤维摄入过多可以增加大便的体积并使其变软。某些刺激性物质如咖啡因、酒精和某些药物，可能会刺激肠道蠕动增加，从而导致大便变软和频繁排便。

病毒感染：某些胃肠病毒感染（如诺如病毒或轮状病毒感染）会引起腹泻，造成大便变软和排便次数增多。

药物不良反应：某些药物（如抗生素、放射治疗药物和某些抗癌药物等）可能会对消化系统产生影响，导致大便变软和排便次数增多。

消化系统问题：某些消化系统疾病如肠易激综合征、肠道炎症性疾病（溃疡性结肠炎、克罗恩病等）、肠道肿瘤等，可能导致大便变软和排便次数增多。

肠易激综合征

肠易激综合征是一种无器质性病变的功能性肠病，主要表现就是腹痛伴排便习惯的改变。这种排便习惯的改变可能是便秘，可能是腹泻，也可能是二者混合。目前其病因和发病机制并没有完全明确，是多因素作用的结果。心情差、焦虑急躁或压力过大都能成为诱发因素，在配合对症治疗的基础上，需要长期正确的生活管理。

溃疡性结肠炎

溃疡性结肠炎是发生在结直肠的一种炎性改变，表现为黏膜的大片水肿、充血、糜烂和溃疡形成，临床以血性腹泻为最常见的早期症状。除了肠内表现，溃疡性结肠炎还有一些肠外症状，如关节损伤（如外周关节炎、强直性脊柱炎）、皮肤黏膜表现（如结节性红斑和坏疽性脓皮病、口腔复发性溃疡）、眼部病变（如巩膜外层炎、前葡萄膜炎）等。

溃疡性结肠炎被认为是结直肠癌的癌前病变。当溃疡性结肠炎结病史超过 10 年并广泛累及肠段时，其癌变率可达 10%；当病史超过 25 年，其癌变率增至 25%。溃疡性结肠炎诊断的金标准是肠镜及黏膜组织活检。因此溃疡性结肠炎患者要及时接受规范的检查和治疗，在出现顽固性症状而药物治疗无效时，甚至可选择手术治疗。

肠道肿瘤

直肠癌可能会刺激排便，导致排便次数增多，可能由原来的每日 1 次，变为每日 3~4 次，甚至更多。结直肠癌的快速生长可能导致肿瘤部分坏死。

坏死的癌细胞和炎性组织可以形成肿瘤内的囊肿或糜烂组织，这些非正常的组织可能刺激排便。

当癌肿沿肠壁各层浸润，使局部肠壁增厚、狭窄，这种阻塞通常发生在结直肠癌的远端，会使粪便在此处停滞，被挤压，最终导致大便变细、不成形。

癌细胞在肠道腔内生长，当肿瘤的体积增大或位置恰好位于肠道狭窄部位时，可能会阻塞肠道的通路，导致粪便无法顺利通过，在肠道内停留时间延长，水分被吸收，这就会出现大便干硬、不成形等情况。

还要注意的是，结肠肿瘤质地较脆，容易出血，那么就会出现黏液血便。

> 总之，当出现排便习惯的改变、排便次数增加、腹泻、便秘或腹泻与便秘交替，以及排黏液血便等，一定要警惕肠癌的发生。

03 体内有病排气先知

医生每次在查房时，对于做过胃肠手术的患者，总喜欢问一句："排气了没？"因为排气被医生视为一件很重要的事。

可能大家生活中有这样的经历：某天早起突然腹部疼，揉揉肚子，敷个热水袋，可能会舒服一点，但还是疼，结果突然排了气后就不疼了。

排气，其实就是排出肠道内的气体。这些气体的来源主要有两部分，一是吃饭、喝水等吞咽过程中伴随食物与水一起被吞下的空气，这部分空气一部分进入胃中引起打嗝，一部分则进入肠道；二是肠道菌群在消化分解各类脂肪、蛋白质、碳水化合物的过程中产生的一部分气体，这两部分气体混合在一起，随着肠道蠕动向下运行，由肛门排出，就叫排气（俗语称"放屁"）。

人体排的气的主要成分是空气，其中最主要的是二氧化碳、氮气、氧气、甲烷等，还包括硫化氢、氨气等带有臭味的物质。正常的排气中约 99% 的成分是无味的，但当食用过量高蛋白食物或者肠道内有害菌增多时，就可能会形成奇臭无比的排气。相应的，不同的排气味也反映着不同的情况（表2）。

表2　不同排气气味代表不同信息

味道	代表意义
无味	正常
硫黄味	正常
臭鸡蛋味	有过多未消化的食物进入结肠
粪臭味	食用过量高蛋白食物
排水沟味	有肠内细菌感染，若肚子绞痛要尽快就医
鱼腥味	可能存在消化道出血或体内有恶性肿瘤
腐肉臭味	可能有阿米巴痢疾、溃疡性结肠炎等

为什么在胃肠手术之后，医生喜欢问有没有排气呢？手术中胃肠道会受到牵拉等各种刺激，术后若能出现排气，甚至排便，则代表胃肠道在恢复蠕动等功能。如果术后不能正常排气，肠道内憋着一股气，这个"气团子"就可能会到处乱窜，带来身体上的不适，会出现腹痛等表现。

在生活中，你是否会因为害怕尴尬而憋屁呢？经常憋屁是一个对身体有害的行为。无法排出的屁在肠道内会被重新吸收，经过肝脏处理，随血液循环经过心脏到达肺部，最终经口呼出。如果经常憋屁，肠道内的屁无法排出，积聚在肠道内，就容易导致胃肠道痉挛等，出现胃肠胀气的情况。且屁中的有毒物质会经过重吸收到达肝脏再进行过滤、代谢，容易加重肝脏的负担。所以，要做一个"有屁就放"的人。

第五章
警惕肠癌找上门

肠癌的发生与饮食结构密切相关。随着物质生活的进步，近年来人们的饮食结构也更偏向于高蛋白、高脂肪、高热量食物，使得肠癌的发生风险大大提高。肠癌的发生有哪些危险因素呢？

01 富贵得来的病

提起富贵病，大家最常想到的就是"高血压、高血糖、高血脂"，但是不良的生活习惯伴发的不只这些慢性病，癌症的发生率也在提高。结肠癌现今是一种较为常见的癌症类型，尤其是在发达国家，高发病率人群大多是中老年人，而这些人往往生活条件较好，因此结肠癌被形象地称作"富贵得来的病"。

在中国，每 8 位癌症患者中就至少有 1 位是结直肠癌，几乎每 10 个因癌症死亡患者中就有 1 个是结直肠癌。结直肠癌的发病率仅次于肺癌，为第二大癌症。我国结直肠癌发病呈现出明显的地区分布差异，具体表现在城乡差距，我国城市地区结直肠癌发病率为农村地区的 1.4 倍。近年来，我国结直肠癌每年新发病例接近 60 万，且呈现年轻化趋势。

对于结肠癌发病的原因，主要与饮食、生活习惯和遗传等多种因素有关。许多研究发现，高纤维、低脂肪、高蛋白、多维生素的饮食对于预防结肠癌有很大的帮助。而生活条件较好的人群普遍饮食更嗜好高脂肪、高热量、低纤维，所以结肠癌病例数相对较高。此外，一些研究发现，在此类人群中，久坐、缺乏运动等生活习惯的问题相对多见，同样增加了结肠癌的风险。

> 虽然结肠癌在一些统计数据上呈现"富贵得来"的特点，但是这并不意味着其他的人不会患结肠癌。因此，所有人都应该重视健康，关注饮食和生活方式等方面的卫生保健。

02 你被肠癌盯上了吗

　　癌症离我们每个人都并不遥远，它随时可能发生。而你是否有对生命的敬畏和重视，是否是那个被肠癌盯上的人？接下来我们谈谈最易被肠癌盯上的几类人（图 5-1）。

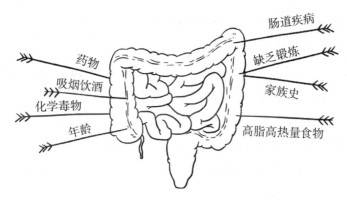

图 5-1　结肠癌的危险因素

💡 大城市内的中老年人

　　大城市的中老年人往往缺乏足够的锻炼，长期缺乏运动会使身体的新陈代谢能力下降，粪便停留时间延长，就会加重肠道负担，增加结肠癌的风险。此外由于生活环境和方式的变化及身体的老化等多方面因素，多数人存在不同程度的慢性病，如高血压、高血脂、糖尿病等，就容易诱发一系列身体变化，易导致免疫力下降，从而让结肠癌等恶性疾病更容易发生。

　　因此，城市中老年人应该适当调整饮食结构，做到合理搭配、营养均衡，并增加富含膳食纤维的健康食物的摄入，如蔬菜、水果、全谷类等。每天需要有足够的运动量并保持乐观心态，同时还应注意个人生活的卫生和健康。

有结肠癌家族史等遗传因素者

结肠癌不传染但是可能会遗传。大约90%的结肠癌属于遗传性结肠癌，如果有结肠癌家族病史，可能会继承某些导致结肠癌的基因变异，会增加患结肠癌的风险。尤其是父母、兄弟姐妹、儿女中存在多人患结肠癌的情况，本人的患病风险会更大。

有人说结肠癌是"傻癌"，因为约70%的结肠癌是由腺瘤性息肉病演变而来的。而家族性息肉病是一种遗传性疾病，使人的结直肠满布腺瘤，若不干预，几乎所有家族性息肉病患者都将发展为癌。对于这种情况，早检查、早治疗是现阶段最好的解决办法。

遗传性结肠病是由遗传突变引起的一组结肠疾病，如家族性腺瘤多发症、肠道类癌综合征等。这种疾病通常由某些特定的基因突变引起，这些基因异常会使得肠道内某些单个细胞失去正常的细胞生命周期调控，进而导致肠道异常细胞比正常细胞更容易恶化和癌变。而且遗传性结肠病通常会在生命早期出现症状，由于在肠道内癌变过程通常需要多年，在早发生的结肠病中易于出现癌变。

如果有以上的遗传因素，请不要恐慌，应该尽早就医，接受遗传咨询和基因检测等必要的检查和治疗。建议定期进行结肠癌筛查，以预防和控制可能会出现的疾病。

有结肠癌癌前病变者

癌前病变就是病变成为癌症的前一阶段，是导致结肠癌的重要危险因素。

（1）结肠腺瘤

结肠腺瘤是大肠黏膜上的一种良性肿瘤，比正常大肠黏膜更容易受到致癌物的影响，出现恶性程度的可能性更高，其长期存在可能会进一步发展成结肠癌。结肠腺瘤是结直肠癌最主要的癌前病变，具备以下3项条件之一者即为高危腺瘤：①腺瘤直径≥ 10mm；②绒毛状腺瘤，或混合性腺瘤而绒毛状结构超过 25%；③伴有高级别上皮内瘤变。腺瘤→不典型增生→癌的发生过程需要近十年的时间，在这个过程中，提高镜下检出率，早发现、早治疗是关键。腺瘤性息肉检出率每增加 1%，结肠间期癌变的发生率可下降 3%。

（2）溃疡性结肠炎

溃疡性结肠炎是一种慢性炎症性肠病，一些人可能会在患病的肠道上出现癌前病变，长期不治可能会导致癌前病变进一步恶性化为结肠癌。结肠的受累范围、病程长短均为溃疡性结肠炎患者发生结直肠癌的危险因素。有研究证明，溃疡性结肠炎患者患结直肠癌的风险比普通人高 3~5 倍；且随着病程延长，癌变风险会变高，病程＞ 20 年的溃疡性结肠炎患者发生结直肠癌的风险较正常人增加 10~15 倍。

（3）结肠血吸虫病肉芽肿

结肠血吸虫病肉芽肿也属于癌前病变的一种。血吸虫属于一种寄生虫，会释放毒素，引发肠壁的慢性炎症反应，引起慢性炎性疾病，导致最终的肠道癌变。

如果这些癌前疾病得不到及时治疗，继续恶化下去就容易导致结肠癌等恶性疾病的出现。如果已经患有上述病症，要密切关注和监测肠道变化，定期进行结肠癌筛查，以确保早期发现和治疗任何可能存在的癌前病变。

除了西医治疗外，中医也有一些防治方法。如在临床上广泛应用治疗溃疡性结肠癌的芍药汤及其加减方，其具有干预炎症反应、调节免疫功能、改善肠道微生态、修复黏膜屏障等功能，已在临床上取得了一定的疗效。

40 岁以上有消化道症状者

如果年龄在 40 岁以上，且在日常出现过持续 2 周以上的腹痛腹胀、便血、黏液便、大便频繁等症状，不要认为问题不大而忽视身体给的信号。应尽早去做个肠镜检查，以便早期掌握病情，防止后续疾病进展。如果早期就有溃疡、肠病的病史，当症状加重时，更要格外注意。

🔆 不良生活方式人群

不良的生活方式主要指不健康的饮食习惯，缺乏体育锻炼，有吸烟、饮酒等不良习惯。结直肠癌（结肠癌）的发生是一个复杂的多因素过程，在各种环境因素中，饮食习惯是重要的危险因素之一。有证据表明，结直肠癌的发病率与食物中的高脂肪含量呈正相关。微量元素的缺乏、生活习惯改变也与结直肠癌的发生密切相关。

（1）饮食习惯不健康

除去遗传因素和炎症性肠病因素，著名消化病专家傅传刚教授把结肠癌病因简单概括为"三多二少"，即高脂肪、高蛋白、高热量饮食摄入过多，膳食纤维摄入少、运动太少。高脂肪、高蛋白和低纤维的饮食习惯是结肠癌的靶标之一。

长期摄入高脂饮食，特别是富含饱和脂肪和转化脂肪的食物，可能增加结直肠癌风险。这可能与高脂饮食会促进肠道肿瘤形成和肠道黏膜的损伤有关。

如果长期大量摄入红肉（如牛肉、猪肉等）和加工肉制品（如烟熏肉、腊肉等），也可能增加结直肠癌的风险。这可能与红肉中的饱和脂肪酸、胆固醇、亚硝酸盐等成分有关，也可能与高温烹调产生的致癌物质有关。

膳食纤维对结直肠健康具有积极影响。摄入充足的膳食纤维可以促进肠道蠕动，减轻大肠内压力，减少便秘的发生，从而降低结直肠癌的风险。缺乏膳食纤维会导致便秘，长期便秘会使肠道对有害物质的吸收量增加，进而可能会导致结肠癌的发生。

保持均衡的饮食结构，适量摄入膳食纤维，减少红肉和加工肉的摄入，以及限制酒精摄入等是维护结直肠健康的一些良好习惯。

需要注意的是，单独的饮食因素不足以完全决定一个人是否患上结直肠癌。其他因素如遗传、年龄、肠炎疾病史、生活方式等也会对结直肠癌的发病风险产生影响。

（2）缺乏体育锻炼

体育锻炼不仅可以使肠道保持正常的运动，增强肠道蠕动，还可以调节机体内环境和内分泌等多种功能。久坐不锻炼的人，体内代谢废物难以及时排出，微生物定植异常，这些都会对肠道微生物群造成不利影响，从而提高患结肠癌的风险。

（3）吸烟、饮酒

吸烟会使机体排出的催化剂和癌变物质增加，引起 DNA 损伤、细胞凋亡和抗氧化酶缺乏等一系列生物化学反应，导致正常细胞发生癌变。此外，吸烟还会导致体内微生态环境失衡，增加肠道病菌感染的风险，提高结肠癌的发生率。研究发现，结直肠癌的发病风险与烟龄、累计吸烟量呈正相关，而且其发病风险可随戒烟时间的延长和戒烟年龄的提前而降低。

长期过量饮酒可能会导致氧化应激状态和肠道炎症水平的增加。有结肠癌、肠息肉家族史的人每日摄入酒精，将增加患结肠癌的风险。

> 不良的生活方式会导致身体代谢紊乱，导致肠道环境被破坏，从而提高患上结肠癌的风险。因此，为预防结肠癌，我们应该积极调整饮食和运动习惯，改变不良的生活方式，合理饮食、加强体育锻炼，戒烟戒酒，保持身心健康，并定期进行结肠癌筛查等。

第六章

小毛病，大隐患

暴风雨来临前，总会有一些预兆。我们的身体变化也是如此，应尽可能地在生成更大的健康隐患前将小毛病扼杀，防止出现"小病不治、大病难治"的情况。那么有哪些需要注意的小毛病呢？如何辨别身体发出的微小信号呢？

01 消化不良是病吗

很多人在有些肚子不舒服的时候，第一个想到的就是：是不是消化不良了？

消化不良主要表现为上腹饱胀、不适感以及食欲不振、嗳气、恶心等。按病因可分为功能性和器质性两大类。

功能性消化不良是具有餐后饱胀不适、早饱感、上腹痛、上腹烧灼感中的一项或多项的症状，而不能用器质性、系统性或代谢性疾病等来解释产生症状原因的疾病。到目前为止，其发病机制尚未完全阐明，可能与动力障碍、内脏感觉过敏、胃酸分泌、幽门螺杆菌感染等因素有关。心理因素如高压力、焦虑和抑郁心境，都可能与功能性消化不良有关。此外，不规律的饮食习惯、过度进食，快餐、高脂肪食物、酒精和碳酸饮料的摄取可能对消化功能产生负面影响，并导致功能性消化不良的症状。

器质性消化不良，从器质性的角度来说，就是由于器官病变所引起的消化不良。消化系统的良恶性疾病均可能引起消化不良，其中以消化性溃疡和胃食管反流最为常见。此外，消化系统外的疾病比如糖尿病、甲状腺功能亢进症、充血性心力衰竭等也有可能引起消化不良。

当存在消化不良症状时，首先应注意是否有以下报警征象：①年龄＞40岁的初发病者；②消瘦、贫血、上腹包块、频繁呕吐、呕血或黑便、吞咽困难、腹部包块、黄疸；③消化不良症状进行性加重及有肿瘤家族史等。

如果有以上警报征象，也不要过度恐慌，应先进行全面检查以排除器质性、系统性或代谢性疾病。不存在以上征象者可以进行一些基本的胃肠镜检查，或是先行经验性治疗，包括调整饮食与作息、选择健康的生活方式、少熬夜、戒烟限酒等；此外还可以根据症状选择促胃肠动力药如多潘立酮、抑酸药如法莫替丁、助消化药等。若经验性治疗无效则应进行 Hp 检测。

逃不开的反酸烧心

生活中有些人，在饱餐后或者吃完指定食物后要加以就会出现强烈的灼烧感和发酸等症状，这很可能是胃不舒服的信号，要加以重视，不要觉得缓过去就好了。

反酸是在没有恶心呕吐或是毫不费力的情况下胃及十二指肠内容物就反流到了口腔或咽喉，使人感受到酸味。烧心则是胸口感受到烧灼感。如果经常吃饱后或夜间睡着后反酸水，就要小心胃食管反流病了。

胃食管反流病是一种胃食管反流动力障碍性疾病，以食管下括约肌功能障碍为主。食管下括约肌就如同给吹起的气球系的一个弹性扣，使气球里的气不会跑出来，也就是使胃内容物不会反流到食管。而当气球内外的压力过高，如胃排空减慢，或便秘、呕吐等使腹压升高的情况，就会导致食管下括约肌受损，扎紧气球的扣松了，里面的气就被放出来了。而一些高脂肪食物和巧克力，或是一些降压药物可以使食管下括约肌的功能出现障碍，导致胃内容物的反流。长期饮酒、吸烟、食用刺激性食物也可使食管黏膜抵御反流物损害的屏障功能减弱。

如果长期出现反酸烧心的症状，要积极主动寻求诊断和接受治疗。胃镜、24 小时食管 pH 检测都是可靠的手段。如果长期放任不管，可能出现食管黏膜糜烂及溃疡，可导致呕血和（或）黑便等上消化道出血的情况，更有甚者会发展为 Barrett 食管（Barrett 食管属于食管癌的癌前病变，亚太地区患病率为 0.06%~0.62%，有恶变为腺癌的倾向）。

 得了胃食管反流病，该怎么做呢？

● 首先调整饮食，应避免食用辛辣、高脂肪食物，以及巧克力、咖啡因、酒精、碳酸饮料等易加重胃食管反流的食物。

- 反酸烧心的症状大部分在餐后 1 小时出现，且弯腰、卧位可能加重症状，所以餐后应避免立即躺下或弯腰，尽量保持站立姿势，给胃部更多时间将食物消化。

- 另外，戒烟限酒，控制体重，积极运动，保持良好的作息和习惯。

- 在此基础上，可以根据医生的处置意见，服用一些抗酸药或促胃肠动力药，抑制胃酸分泌，促进胃内容物的排出。

- 对于食管下括约肌结构受损或功能异常的患者，为减少卧位及夜间反流，睡前 2 小时内不宜进食，睡时可将床头抬高 15~20cm。

- 对于严重的胃食管反流病症状，或无法通过药物和生活方式改变有效控制的情况，医生可能会建议考虑手术治疗。

03 进食后哽噎不只是食管的毛病

临床上，我们在描述食管癌时，每位从医人员都能立刻说出"进行性吞咽困难"这一特点。生活中，很多人都可能会真切感受到食管的存在，比如在吃比较干硬的食物时，感觉像是卡住了，如果喝口水顺一顺，就能体验到食物顺着一条路滑下去。这种卡住的感觉就是一种哽噎感。在某些情况下，出现这种吞咽困难，产生哽噎感，可能提示身体发生了一些病变。

当食管长了良性肿瘤甚至恶性肿瘤时，就如同一个大石头堵住了狭窄的通路，再摄入食物时，就会出现哽噎、吞咽困难这种情况。

当食管运动功能出现障碍时，也会间断性出现哽噎的情况。如贲门失弛缓症，这是一种食管体部无蠕动、食管下括约肌松弛不良的疾病，可能与精神、压力有关，多见于女性，主要表现为间断的吞咽困难，可以通过非手术方式（如改变饮食习惯）或者手术方式治疗。

在食管出现病变时，这种哽噎感可能很好理解，但是胃的病变也会导致出现这样的症状。前不久我就接诊了一位这样的患者，在向其询问病史时，她主要就强调了一点："吃饭之后感觉噎得慌。"这让我们的实习医生很困惑，这是食管的问题吗？还是胃的问题呢？这时候胃镜报告给了我们答案，胃镜提示，在贲门处见到隆起新生物，镜下符合贲门癌表现；经过组织活检，确定是胃腺癌。

这个病例无疑给我们敲响了警钟，进食后的哽噎感、吞咽困难不仅仅是食管的专属病变特点，也可能是胃出现了问题。当胃的入口被堵，当然会出现进食不痛快的表现。

因此，应及早注意并重视身体发出的微小信号，关注自身和身边家人的身体变化。当家里有人说"吃不下馒头了"，一定要早早警惕，切莫等到发展至"喝不下粥"，甚至"喝不下水"的程度。

> 在日常生活中，应注意保持健康的饮食习惯，倡导少吃多餐、细嚼慢咽，小口咀嚼食物，避免大块食物和粗糙食物，避免吃过热或过冷食物，避免进食同时进行其他活动，进食时保持坐姿或直立姿势，避免躺下或睡觉前进食等。

04 经常腹胀别忽视

如果在进食之后经常感觉腹胀，甚至不敢多吃饭，那么就要警惕了。

腹胀是腹部肿胀的个人感受。腹胀的原因也可分为器质性病变和非器质性病变。

非器质性病变是指在常规检查后未能发现可以解释症状的器质性病因，而症状的出现多是由于功能性变化所致。功能性胃肠病是一组以胃肠道症状分类的疾病，且合并有胃肠动力障碍、内脏感觉过敏等异常，是生理、心理等多种因素共同作用的结果。

前面提到，胃是一个情绪器官，不良情绪会影响胃的工作。当人压力过大，或感到愤怒、焦虑、抑郁时，这些不良情绪会传递到中枢神经系统，产生神经冲动，通过脑－肠轴将信号传导到肠道，从而影响胃肠蠕动以及胃液的分泌，导致腹痛、腹胀等症状的出现。

除此以外，一些饮食习惯也会导致腹胀的发生率增加。如果吃得太多或太快，都会导致胃肠道过度膨胀，引起腹胀。

另外，吃太多产气的食物也会导致腹胀，高膳食纤维食物（如豆类、土豆、红薯、南瓜等）可能导致胃肠道气体产生增多，引起腹胀。所以要控制好这类食物的食用量，另外还要掌握正确的食用方法。比如将豆类打成豆浆或者做成豆腐再吃，也可以提前把豆子泡上 1 天再吃，这样能使腹胀的感觉减轻很多。

如果长期腹胀，那么要小心是否有器质性病变，一些肠道疾病（如肠易激综合征、克罗恩病等）或肠道感染也可能导致腹胀。正常情况下，肠道内有益菌占有数量优势，可以维持肠道正常的吸收；当肠道菌群失调时，肠道内的有害菌可以分解食物中的某些成分产生气体，过多的气体积聚就会导致腹胀的发生。

　　我曾经接诊过一位将近 70 岁的患者，来看病的时候说自己近 1 个月来总是在吃饱饭之后肚子胀。后通过胃镜检查，我们发现他患有胃癌。肿瘤占据了食物的空间，在进食与往常同等量食物后就会有胀的感觉。因此，不要忽视腹胀这个"小症状"，及早检查，定期复查。

> ● 为了避免腹胀的出现，我们可以少食用产气的食物，改变狼吞虎咽的坏习惯，在摄入高脂肪食物等难以消化的食物时，适当补充高纤维食物。
>
> ● 感觉腹胀时可以适当按摩，多走动，促进胃肠蠕动和排空。
>
> ● 注意不要采取催吐的方法，这样可能导致胃液反流，腐蚀食管。
>
> ● 此外，应克服不良情绪，保持轻松愉悦的心情，并且坚持适量的运动，赶走坏心情。
>
> ● 如果腹胀持续时间较长且经常性出现，一定要及时到正规医院就诊，寻求专业的帮助，不要拖沓。

吃得不多但很快就饱了是怎么回事

> 早饱，也被称为饱腹感早感，是指在进食较少的食物后很快感到饱腹的现象。这意味着摄入的食物量少就能够让人感到饱足，并不需要进食大量的食物。这种情况下往往会令人觉得自己的胃变小了。

有的人在节食一段时间后，会感觉即使吃得不多也能觉得饱了，就认为自己的胃变小了。事实上，这只是一种由生理、心理等多方面因素共同作用所致的错觉。如果通过节食来控制体重，胃可能会逐渐适应较小的食量，大脑会认为机体开启了"饥饿模式"，在没有吃到足量的食物时就发出命令，使人产生饱腹感。此外，因为长期节食，基础代谢率也会下降，需要的消耗能量会变少，机体摄入的能量就会受到抑制。还有些人为了减少食量、保持身材，每吃一口食物都会在口腔里咀嚼多达 30 次，因为当缓慢进食并充分咀嚼食物时，身体会有足够的时间释放饱腹感的信号，就可以更早地感到饱腹。

除此之外，一些食物，尤其是高纤维食物（如蔬菜、水果、全谷物等），可以在肠道中膨胀，给人一种饱腹感。如果饮食包含大量高纤维食物，可能会更容易感到早饱。同时，如果在餐前喝水或喝汤，可能也会导致早饱感。

虽然早饱有时可能是良好的饮食习惯或节制进食的结果，但如果还有幽门螺杆菌感染、胃炎等病史，或伴有腹部不适如胃痛、恶心、呕吐等，感受到胃缩小了，这时就要小心了，有一种凶险且善于伪装的胃癌——皮革胃。这种癌细胞生长是向胃壁各层弥漫、渗透，使得胃壁变厚、变硬，像皮革一样。在早期多数患者没有明显的症状，可能只是感觉胃变小了，吃东西很快就饱了，发展到后期才可能会出现上腹部疼痛剧烈、体重减轻、乏力等症状。

 切莫把小·毛病当成没毛病，只有早期发现、及早治疗，才是对自己负责，才能为自己争取更多的时间！

06 胃疼不是病？疼得很要命

很多人生活中都会出现胃疼的情况，多数时候忍一忍就挺过去了，不行就来两片止疼药……时间一久，大家对这种情况司空见惯，不以为意。等胃疼频繁出现的时候再去检查，就有可能为时已晚。

胃痛可以分为 3 种。

饱痛

多见于胃食管反流病、胃溃疡饭后，以及胃下垂时。

胃食管反流病导致的胃痛往往多见于餐后一小时内，由于进食导致胃酸分泌增加而导致反酸；夜间平卧睡觉的姿势会让胃酸反流到食管，出现夜间反酸的状况。应及时对症处理，抑制胃酸分泌，促进胃肠蠕动。

胃溃疡导致的胃痛多于餐后发生，是周期性的上腹痛，经过规律、全程的抑酸、保护胃黏膜等抗溃疡治疗，多数能缓解。如果症状未得到改善，那么要警惕恶性溃疡的可能。

胃下垂导致的胃痛大多在吃饱后出现。为预防胃下垂的发生，一个重要的建议就是饱餐后不要剧烈运动。

空腹痛

多见于十二指肠溃疡及慢性胃炎。

慢性胃炎导致的胃痛是由于胃黏膜受损，空腹时胃酸分泌增加，导致胃黏膜刺激症状更加明显。如果经常断断续续出现胃疼的情况，建议到消化内科处理，找到引起胃炎的原因。若有幽门螺杆菌感染，应及早处理，防止慢性胃炎进展。

💡 不规律痛

多见于胃癌、胃穿孔、胃痉挛等。

胃癌早期会有轻微上腹疼痛，主要表现为钝痛或隐痛。随着疾病进展，这种疼痛变得反反复复，疼痛感逐渐延长，程度也比之前更加剧烈，可能会感觉到一种腹部烧灼感，在饭后尤其明显，甚至用药物也难以缓解。老年人由于感觉变得不敏感，可能感觉不到腹痛、腹胀的感觉，久病不医，会导致疾病的快速进展。

胃穿孔是急腹症，表现为突发上腹部刀割样的剧烈疼痛，此类患者多有溃疡病史，在饱餐、精神紧张等因素诱导下发生。当出现急性穿孔时，应立即至医院接受检查和治疗，以防延误救治时机。

> 🔔 我接诊过很多胃癌患者，一部分人没有任何不适，是通过常规体检发现的；一部分人已经吃不下饭，短短一个月消瘦了十斤左右；还有一小部分人仅仅是轻微的上腹部不适的感觉。因此，希望大家重视自己的身体变化，如有不适及时就诊，没有问题求个安心放心，有小问题及时诊治，切勿拖成严重的疾病。

07 肚子不饿却咕咕叫

小时候肚子咕咕叫的时候，妈妈就会问："孩子是不是饿了？"

肚子咕咕叫是肠道蠕动时，气体和液体运动、相互撞击而产生的声音。

当食物进入胃肠道后，肠道会进行蠕动运动以将食物推进消化道。蠕动运动产生的压力变化和气体移动会引起肠道内气体的震动，从而产生"咕咕"声或气过水声，在医学上我们称之为肠鸣音。

肠鸣音是肠道活动相关的生理现象，健康情况下，大约每分钟可以听到4~5次肠鸣音，这些声音通常是低沉、持续的"隆隆"声，一般低弱且和缓，不容易听见，通常需要借助听诊器，或者在安静环境中将耳朵紧贴肚皮才能听到；在饥饿时听到这种声音也很正常。

如果肠鸣音过于频繁或减弱，可能代表着身体状态发生了一些变化。

肠鸣音活跃

如果肠鸣音在一分钟内超过 10 次，则代表肠鸣音活跃，可能是胃肠道受到刺激导致的，如胃肠炎、腹泻等。

肠鸣音亢进

若肠鸣音在活跃的同时伴有金属高亢音，则称为肠鸣音亢进。如果声音很大，甚至不需要听诊器就能直接听见。

肠鸣音亢进可能意味着机械性肠梗阻，因为肠道内气体增多，使肠腔扩大但肠壁紧张，导致音调高亢。这是一种很危险的情况，如果发现肠鸣音很响、出现"叮当"声等，同时伴有腹痛、腹胀，甚至呕吐、停止排便与排气的情况，不要犹豫，应立刻到医院就诊。因为肠梗阻发展迅速，严重时可能危及生命。如果自己发现肠鸣音减弱，但其他症状仍然存在，不要自认为情况好转，这种情况下更应当及时就诊。

减弱或消失的肠鸣音

某些情况下，在数分钟内只听到 1 次肠鸣音，即为肠鸣音减弱；若持续听诊 3~5 分钟仍听不到，则是肠鸣音消失。这可能是由于肠道蠕动减慢、肠道运动受抑制（如长期卧床休息或某些药物的影响）或肠道梗阻等情况引起的，一般见于消化性溃疡穿孔或者麻痹性肠梗阻。

需要注意的是，肠鸣音的变化并不一定总是异常或病理性的，因为肠鸣音受多种因素影响，包括饮食、情绪、运动。我们知道在肠内有气体存在，当肠道内气体异常增多时，也会导致肚子发出"咕噜咕噜"的叫声，比如吃饭时吃得太快或咀嚼口香糖时，会导致空气进入胃肠道，产生"咕咕"的声音。

肚子咕咕叫很尴尬？可以采以下几个方法来避免。

● 学会细嚼慢咽，减少吃进肚子里的空气。

● 尽量避免嚼口香糖、喝碳酸饮料等，因为在进食这些食物时很容易吞下空气。

● 少吃易产气类食物。如豆类、红薯等，会使产气增加，若过量食用，不仅肚子咕咕叫，可能排气也会变多，从而出现两头尴尬的情况。

● 我国有超过半数的人存在"乳糖不耐受"的问题，一喝牛奶肚子就咕咕叫，还可能肚子疼、拉肚子。这时候就要减少或避免摄入含乳糖的食物，可以选择一些低乳糖或无乳糖的替代品。

● 除了控制饮食外，在饭后可以采用顺时针按摩腹部的方式来促进肠道的蠕动（图6-1）。

● 对于消化不好的人群，尤其是孩子，可以揉一揉外劳宫穴（图6-2）。

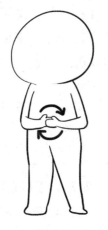

图 6-1　顺时针按摩腹部

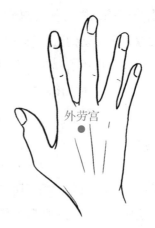

外劳宫

图 6-2　外劳宫

如果肠鸣音伴随着腹痛腹胀、便秘、大便不成形等情况，持续时间超过 1 个月，那一定要做个检查。某些胃肠道问题如消化性溃疡、肠道感染或肠易激综合征等，也可能导致"咕咕"声音，同时伴随其他症状如腹痛、腹泻等。确切的诊断需要医生根据症状和进一步检查来确定，建议到正规医院就诊，寻求专业意见。

08 胃不舒服也能让心很痛

有位患者半年前隐约觉得心脏疼，一直认为是太过劳累导致心脏不舒服，最近情况加重，喝口水都觉得疼。她的丈夫怀疑是她食道、胃不舒服，带来医院查了之后确诊是胃炎。如果这位患者没有来医院就诊，很可能误以为自己是心脏疾病，延误治疗时机。

为什么胃不舒服觉得心脏疼呢？胃大部分位于左侧季肋区，心脏就在胃的上方。如果胃胀气严重，就如同一个膨胀的气球，会向上挤压心脏，使人感到胸口疼，感觉像是心脏出了问题。

一般情况下，胃炎表现为上腹不适、饱胀、钝痛等非特异性症状，有时候也会表现为食欲不振、恶心、嗳气、反酸等消化不良症状，这些症状有时可以放射到胸部，被误认为心痛，这就是内脏牵涉痛。在某些情况下，胃痛可以放射到其他部位，如胸部、背部或剑突下等，而不仅仅限于胃部。这是因为胃部与这些区域共享着相同的神经通路，当胃部存在炎症、溃疡、痉挛或其他问题时，刺激神经会传播到与之相关的区域，引起牵涉痛。具体的牵涉痛表现会因个体差异而有不同的疼痛感觉和部位。例如，胃溃疡引起的疼痛可能会放射到胸部或背部。胃食管反流病的主要症状是反酸烧心，也是最典型的症状，但有时候还会表现为胸骨后疼痛，严重时则剧烈刺痛，可放射至心前区、后背、肩部、颈部、耳后。这种不典型的症状酷似心绞痛，需要及时鉴别。

普通的胃炎可能会导致心痛，但是应注意，胃癌也会引起心窝痛。这两种疼痛之间是有区别的，胃癌早期的心窝痛往往并不明显，而且和饮食无关，主要是在人休息时容易疼痛。

> 在出现心痛或胸部不适时，尤其是在没有明确的诊断前，请务必寻求医生的咨询和评估，以排除可能的心脏问题。如果已经排除心脏的问题，也应再去消化内科做胃镜等进一步的检查。

09 慢性萎缩性胃炎离癌有多远

　　胃癌是我国最常见的癌症之一，分早期胃癌和进展期（中晚期）胃癌。早期胃癌症状隐匿，极易被忽略，甚至发展至中晚期阶段也可没有任何不适或仅表现为进食后腹胀。在我国早期胃癌占比很低，仅约 20%，大多数在发现时已是晚期，5 年生存率仅 30% 左右，也就是说有 70% 的胃癌患者没有活到 5 年。

　　胃癌如此可怕，那么它跟常见的胃炎有什么关系呢？胃炎离癌又有多远呢？一般来说，大多数胃癌的发展遵循如下规律：浅表性胃炎→萎缩性胃炎→肠上皮化生→不典型增生→胃癌（图 6-3）。

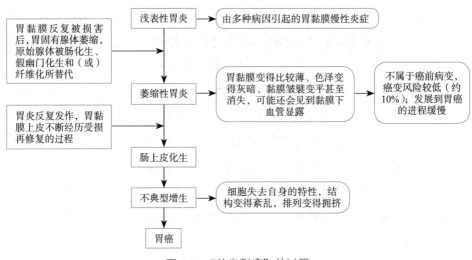

图 6-3 "从炎到癌"的过程

　　这个过程不太好理解的话，我们用一个例子来说明。原来一块土地上生长有一片茂密的森林，由于各种原因，导致了树木不断倒下，随着树木的消失，水土也逐渐流失。慢慢地，土地变得越来越贫瘠，由原来的绿意盎然变成黄沙漫天，这样的土地也很难再培育出大树。最终，变为一片荒漠。

如果仅仅发展到萎缩性胃炎，它并不属于癌前病变，癌变风险较低（约10%），且发展到胃癌的进程缓慢，可能需经过十几年的时间。但当慢性萎缩性胃炎合并肠上皮化生或异型增生，就确定为癌前病变，发生胃癌的风险大大增加（图6-4）。

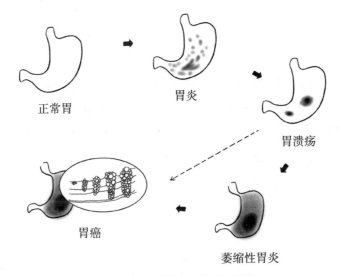

图6-4 "从炎到癌"的不同阶段

并非得了胃炎就一定会导致胃癌的发生，但若没有及早治疗胃炎的话，疾病逐渐进展，就可能会发展为胃溃疡，甚至出现消化道出血等并发症。

一项长期随访结果显示，胃炎到胃癌的级联模式转变，有进展也有好转，总体趋势是缓慢进展，这种缓慢、动态、可逆的特点让我们可以及早着手控制疾病的进展。胃癌级联反应的启动受年龄、性别、生活习惯等多种因素的影响，是多种因素相互作用的结果，目前学界广泛认为胃癌级联反应的主要启动因子为幽门螺杆菌（Hp），其引起的组织炎症、细胞自噬、氧化应激等反应是该级联模式进展的重要病因。因此，如若发现有Hp的感染，根除治疗刻不容缓。

10 胃内竟长了肠上皮

胃和小肠是近邻，但是胃上皮和小肠上皮属于消化系统中两种不同的上皮组织。如果胃内长了肠上皮，这可以吗？

从外表看来，肠上皮化生就像是肠黏膜长到了胃里，正常的胃黏膜被具有肠型特点的上皮和腺体组织所取代。胃黏膜的肠化生可分成3种亚型（图6-5），仅Ⅲ型肠化生发生胃癌的风险较高。目前肠化生被广泛认为是胃癌的癌前病变，据统计，胃肠上皮化生发生癌变的概率为5%。

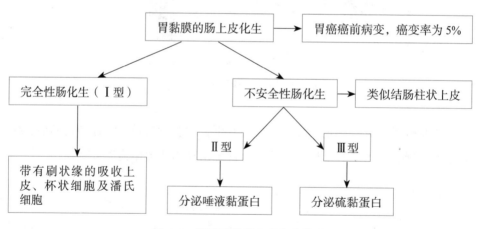

图6-5 胃黏膜的肠上皮化生分型

高龄、Hp感染、吸烟饮酒、胃癌家族史等多种因素参与了肠化生的进展。这些因素可引起胃黏膜慢性炎症，长时间的炎症刺激会使胃黏膜上皮及周围腺体组织损伤、萎缩，最终出现肠化生。肠化生最主要的一个因素就是反复长期的Hp感染。长期Hp感染可使胃表面上皮、小凹上皮，甚至黏液颈及颊部增殖带细胞变性、坏死、修复与增生，进而使腺体发生分化障碍与萎缩，形成不同程度的上皮内瘤样变、不同增殖类型的肠化生及腺体构型异常，最终可以导致部分病例演变为肠型胃癌。

研究发现，Hp 根除仅有益于萎缩性胃炎而非肠化生患者，表明预防性 Hp 根除应在化生发生之前进行。对于某些个体，肠化生可能是进展到胃癌的"非可逆点"。但最近有研究显示，根除 Hp 可部分逆转或改善肠上皮化生。

 总之，一旦发现有 Hp 感染，应及早使用四联疗法根除 Hp，防止其在癌症成长过程中作祟。

11 胃内长了息肉怎么办

什么是胃息肉？胃里长了息肉又该怎么办呢？

胃息肉是胃黏膜局限性的隆起性病变，目前是行内公认的癌前病变，许多胃癌是由息肉演变而来的。但癌前病变并不等于癌，并不是所有的息肉都会变癌（图 6-6）。

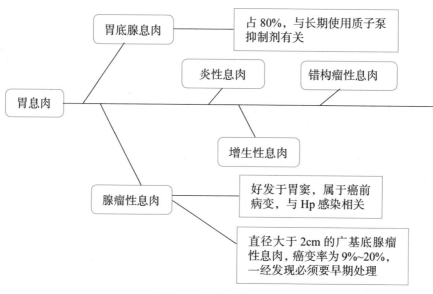

图 6-6　胃息肉的分类

胃息肉可分为胃底腺息肉、增生性息肉、炎性息肉、腺瘤性息肉及错构瘤性息肉等。其中 80% 是胃底腺息肉，19% 的是增生性息肉。

胃底腺息肉可能和长期用"质子泵抑制剂"（比如奥美拉唑）有关，增生性息肉和炎性息肉可能和幽门螺杆菌感染有关；腺瘤性息肉好发于胃窦部，是胃癌前病变的一种，而且研究表明，腺瘤性息肉的发生与 Hp 的感染呈正相关。

有意思的是，患胃底腺息肉的患者能分泌一种天然溶菌酶素，可以抵抗 Hp 感染，表明胃底腺息肉可能与 Hp 感染呈负相关。

胃息肉中直径＞2cm 的广基底腺瘤性息肉被认为是胃息肉中真正的坏蛋，其癌变率为 9%~20%，但在其胃息肉家族中只占很小一部分，一经发现必须要早期干涉、早期处理。增生性息肉及炎症性息肉几乎不发生癌变，可以密切观察随访，但如果其直径大于 2cm，就需要切除。

多数息肉都可以在内镜下切除；对于较大的、有恶变倾向的息肉，或者数量较多者，或在内镜切除后又复发的情况下，可能需要进行外科手术切除。

> 不论何种类型的息肉，一旦经胃镜检查发现，必须活检以明确息肉的性质。
>
> - 腺瘤性息肉原则上需要切除治疗，以绝后患。
> - 增生性息肉应依据病因采取相应措施，根据息肉的性质和大小来判断是否要切除。
> - 如息肉直径小于 1cm，且数目较少，可先定期监测，最优方案是在内镜下行切除术。
> - 如息肉直径在 1~2cm 之间，则建议切除，尤其是无蒂广基底腺瘤性息肉，则一定要切除，这并不需要另做手术，所以不必过于焦虑。
> - 如果息肉直径大于 2cm，则不论息肉数目、类型、有蒂无蒂，都一定要切除。

12 癌症的近亲：肠息肉

随着肠镜的普及，越来越多的肠道疾病能够被早期发现，肠息肉就是其中之一。息肉到底是什么呢？长了息肉要不要切？

肠息肉是一类从黏膜表面突出到肠腔内的隆起（图6-7）。有的息肉性格温和，有的息肉则极具攻击性，有癌变的风险。若息肉多发且存在时间长，那么癌变的风险就大大增加了。一般情况下，息肉都是良性息肉，良性息肉手术切除后也会送大体病理检查，如果病理结果显示没有癌变，则切除之后息肉就不会癌变。有个别息肉比较大，在取病理检材的时候只取局部，切完息肉后进行病理检查，如果病理报告有癌、有低级别瘤变或高级别瘤变等早期癌症的表现，则此时已经超出了息肉的范围，可能要追加手术治疗。

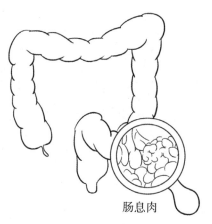

肠息肉

图6-7 肠息肉

肠息肉可分为三种情况：腺瘤性息肉、非腺瘤性息肉、肠道息肉病。

💡 腺瘤性息肉

腺瘤性息肉包括管状腺瘤、绒毛腺瘤、管状绒毛腺瘤、锯齿状腺瘤，不同情况的癌变风险不同。其中，腺瘤直径大于1cm，或者是绒毛状腺瘤、高级别瘤变者容易发生癌变。近年研究发现，锯齿状腺瘤进展为癌的风险与腺瘤性息肉极为相似，甚至更高；并且通过国外随访发现，其具有迅速进展为癌的潜能。

非腺瘤性息肉

非腺瘤性息肉在临床上也比较常见，如增生性息肉、炎症性息肉、错构瘤性息肉，一般癌变风险较小。增生性息肉是最常见的非腺瘤性息肉，直径多小于 5mm，若无临床表现则无需特殊治疗；在肠镜下与腺瘤性息肉难以鉴别，常在肠镜下切除并活检。炎症性息肉主要包括黏膜炎性增生或血吸虫卵以及良性淋巴样息肉等，癌变风险较低，临床中主要针对原发病进行治疗。幼年性息肉及色素沉着息肉综合征则属于错构瘤性息肉，多始发于 10 岁以下儿童。

肠道息肉病

部分肠道息肉病有遗传性质，如家族性腺瘤性息肉病、色素沉着息肉综合征、肠息肉病合并多发性骨瘤和多发性软组织瘤，癌变风险较高。

> 80%~95% 结直肠癌都是由肠息肉转变而来的，肠镜下发现息肉应积极处理，进行切除。绝大多数肠息肉可以在内镜下切除，对于息肉较大、可疑癌变和肠息肉病的患者可能需要外科手术切除。

13 溃疡也能变成癌吗

消化性溃疡是一种全球性疾病，大约 10% 的人一生中会患本病。

消化性溃疡常发生于胃和十二指肠。胃溃疡主要表现为"餐后痛"，约餐后 0.5~1 小时出现。十二指肠溃疡则是"饥饿痛"，进餐后缓解。

消化性溃疡通常与胃酸和消化作用有关，是胃肠黏膜发生的炎性缺损。其发生主要与胃酸和胃蛋白酶及细菌感染（通常是幽门螺杆菌感染）有关，其他病因还包括非甾体抗炎药物使用、过度饮酒、吸烟、精神紧张和压力等。遗传和饮食等因素与消化性溃疡也有一定关系，但不是造成溃疡的主要因素。

人们对消化性溃疡的认识历程有 2 次飞跃。第一次飞跃："无酸，无溃疡。"第二次飞跃："无 Hp，无溃疡。"胃溃疡患者的 Hp 感染率达 60%~90%，而十二指肠溃疡患者的 Hp 感染率高达 90%。

酸具有腐蚀性，胃酸也是如此。消化性溃疡的发生就相当于胃分泌的胃酸在"吃掉自己"。正常情况下，胃黏膜屏障会抵挡胃酸对胃的攻击，而当二者间失衡时，就会导致溃疡的出现。此外，胃蛋白酶作为胃酸的助攻因子，当屏障作用减弱，或胃酸分泌过多、胃蛋白酶分泌增多的条件下，也会诱发溃疡的发生。

有一种特殊的顽固性难治性多发性溃疡，称佐林格－埃利森综合征，也称为胃泌素瘤。在患者的胰腺或小肠上部（多为十二指肠）可见一个或多个肿瘤，其瘤体较小且生长速度缓慢，但 50% 为恶性。胃泌素瘤可分泌大量胃泌素，刺激胃酸的大量分泌，导致溃疡多发，且往往位于非典型部位，容易诱发并发症，正规抗溃疡药物治疗效果差。

消化性溃疡可以引起多种并发症，包括急性溃疡穿孔、大出血、梗阻甚至癌变（图 6-8）。服用非甾体抗炎药的患者内镜观察约 50% 有胃及十二指肠黏膜糜烂或出血，5%~30% 的患者发生消化性溃疡，1%~4% 患者发生出血、穿孔等溃疡并发症。阿司匹林就是常见的非甾体抗炎药，它对于胃肠黏膜会造成一定的损害。当发生穿孔时，需要立刻急诊处理，采用外科手术进行治疗。

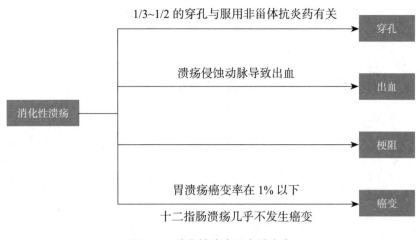

图6-8 消化性溃疡四大并发症

反复发作、病程持续时间长的胃溃疡有癌变的风险，但并非所有的胃溃疡患者都会变成胃癌患者，且溃疡癌变的概率较低，胃溃疡癌变的概率在 1% 以下，而十二指肠溃疡几乎不发生癌变。

消化性溃疡作为一种良性疾病，只要早期发现并积极治疗，是完全可以战胜的。

· 首先应养成规律的生活作息，改变不良生活习惯，戒掉烟、酒。

· 同时避免过度劳累和精神紧张，不要有那么大的压力，合理发泄不健康的情绪，保持积极平和的心理。

· 其次通过规范化治疗程序应对消化性溃疡，服用抑制胃酸分泌药物和保护胃黏膜制剂。

· 如果有 Hp 感染，不论溃疡初发或复发，不论活动或静止，不论有无并发症，均应根除治疗。一定要遵医嘱，按疗程严格服用药物，早日根除 Hp。

14 便中带血不只是痔疮

　　我曾经接诊过一位 56 岁的"痔疮"患者，他自诉患"痔疮"十多年了，开始就是排便时肛门疼痛，但如果不喝酒、不吃刺激的食物，几天就自己缓解了。一开始他没放在心上，直到病情加重后才终于下定决心去做了痔疮手术。然而没过多长时间，他又再次感觉疼痛，依旧便血，医生劝他去做肠镜检查，但他觉得"肠镜很痛苦"，就拒绝了。近半年，他的症状持续加重，终于被家人说动来做肠镜检查，最终确诊为直肠癌晚期。这是一个将直肠癌误以为痔疮而耽误病情的例子。结直肠癌由于癌肿破溃，也会出现大便带血及黏液，甚至黏液脓血便，很容易与痔疮混淆。

　　痔疮是最常见的肛肠疾病。多种原因导致直肠或肛门周围的血液淤积、静脉扩张、压力增高，形成静脉团，即称为"痔"。长期饮酒和进食刺激性食物都可能诱发痔的发生。痔又分为内痔和外痔，内痔是肉眼看不到的，间歇性便后出血是内痔的常见症状，且血便不相混。会让人们感觉剧烈疼痛的是外痔，而且可以自己看到或直接触摸到（图 6-9）。

　　直肠指诊是最简单有效的检查方法，也是初步诊断、早期发现直肠癌最重要的方法，70% 左右的直肠癌可以在直肠指诊时被发现。在某些情况下，依靠肛门直肠检查就可以初步区分是痔还是结直肠癌，痔是暗红色的血管团，而直肠癌在直肠指检时可以触到高低不平的肿块。

　　大多数无症状的痔不需要治疗，而出现症状的痔无法根治，重在减轻或消除症状。对于早期的痔，可以进食高纤维食物以促进排便通畅，防止便秘对直肠静脉回流造成大的压力；对于较严重的内痔可以选择注射疗法、胶圈套扎疗法以及痔下动脉结扎术等。无法采取以上措施治疗的患者则建议手术治疗。

　　相关数据表明，大约 80% 的直肠癌患者首次出现便血症状时，会被自己

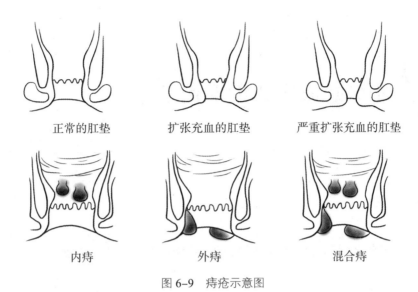

| 正常的肛垫 | 扩张充血的肛垫 | 严重扩张充血的肛垫 |

| 内痔 | 外痔 | 混合痔 |

图 6-9 痔疮示意图

或首诊医生误认为是痔疮。由于直肠癌与痔疮的发病部位相近，而直肠癌早期症状不明显，很容易将二者混淆。俗话说"十人九痔"，这让很多人认为出现便血或排便疼痛，可能只是患上了"痔疮"，并不会引起重视。那么如何鉴别血便是结直肠癌还是痔疮导致的呢？

　　首先痔疮表现为便后滴血（图6-10），便与血不相混，血色为鲜红色；而直肠肿瘤出血则是血迹混杂在大便中，血色呈暗红色。其次痔疮并不会导致排便习惯的改变，且一般痔疮很少出现全身症状，主要是局部症状，除非形成感染或肛周脓肿。但是肠癌患者可出现全身表现，如出现贫血、消瘦、疲乏无力及发热等慢性消耗性症状。

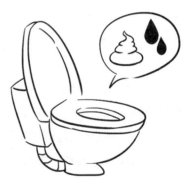

图 6-10 便血示意图

　　如果发现便中带有血液，尤其是持续或大量出血，还伴有排便习惯的改变、腹痛腹胀等，建议尽快就诊，不要误以为是痔疮、肛裂等疾病而错误治疗，延误病情。

15 不刻意减肥也能变苗条

如果短期内，没有人为原因而变得消瘦，或者在一个月内体重下降了 10kg 以上，千万不要认为自己苗条了、变得更加漂亮了，要警惕身体是不是还存在其他不适，防止疾病找上门。

导致暴瘦的原因可以是多种多样的，可能涉及以下几个方面。

消化系统问题

某些疾病如食管炎、肝炎、肝硬化等，可能导致营养物质吸收减少或消化受损，造成营养物质的浪费或排出过快，就会造成体重下降。肝硬化的患者除了在数日内出现消瘦，同时会伴有乏力、腹泻等。

代谢问题

某些代谢性疾病如甲状腺功能亢进、糖尿病、肾上腺皮质功能减退等，可能导致身体代谢率增加或减少，从而导致体重下降。但这些疾病在发生时除消瘦症状外，还会伴有其他症状。如甲亢患者常伴有怕热、多汗、心悸、食欲亢进等；糖尿病患者常表现为"三多一少"，即多饮、多食、多尿且体重下降。

癌症

癌细胞的增殖是迅速的，其在生长中需要的能量和营养物质远多于正常组织细胞，因此晚期癌症患者会呈现一种慢性消耗的状态，体重下降，并有疲乏无力等表现，如结直肠癌、胃癌、肝癌等。

肿瘤往往合并有出血、发热等症状，机体对肿瘤细胞的免疫反应不仅会导致炎症反应的发生，还会导致患者食欲下降，机体摄入能量与营养不足，而体内癌细胞仍在迅速消耗能量，会导致患者消瘦得更加严重。几乎晚期癌症患者都会瘦成皮包骨的样子，也就是医学上说的恶病质。

 如果发现没有刻意减肥却骤然间变得很瘦，一定要注意有无其他症状，应尽快去医院检查，早日查明原因。

16 经常莫名腹痛不是小问题

> "肚子痛"可能是平时最多见的一个症状。可能是吃坏了东西导致肚子痛，可能是胆囊结石诱发了肚子痛，可能是突发急性阑尾炎导致了肚子痛，可能是主动脉夹层引起的肚子痛……

肚子痛也就是腹痛，大部分由腹腔内脏器病变所引起，但是其他器官甚至一些全身性疾病也可导致腹痛的发生。

急性腹痛起病急、病程短，往往发病突然，病情凶险，如急性胃肠炎、急性胰腺炎、肠穿孔、肠梗阻、肠套叠、胆道结石等。而慢性腹痛起病慢、可反复发作，病因不清，病程可迁延。由于慢性腹痛通常疼痛并不剧烈，很容易被大家忽视。

结直肠癌早期可能仅仅表现为部位不定的持续性隐痛，或仅仅是不适感，当癌肿造成肠管部分梗阻后，才感到腹痛加剧，或为阵发性绞痛，并表现出腹胀、便秘等肠梗阻的表现。如果没有及早重视，断断续续拖延不治，往往等到再就诊时已经是中晚期癌症，耽误了最佳的治疗时机。

肠镜检查是预防和发现肠癌最有效、最直接的手段，因此当你出现腹痛，伴有腹泻、大便不成形或形状细的时候，一定要去做肠镜。如果首次肠镜检查没有任何问题，那么过 5~10 年再做肠镜复查即可。数据显示，早期发现肠癌的 5 年生存率高达 95%，而晚期则只有 5%~40%。所以，早发现、早检查、早治疗非常必要。

第七章
"痛苦的胃镜"和"羞耻的肠镜"

受吞剑术的启发，消化道内镜就被发明出来了。硬式内镜→半可曲式内镜→纤维内镜→电子内镜→胶囊内镜，技术的不断进步使得医学对于胃肠疾病的认识更加深入，对早期肿瘤的检出更加精确，对胃肠疾病的治疗也有了新的方法。但还有大部分人并不了解胃肠镜，不知道适合胃肠镜检查的人群，不懂得如何选择胃肠镜检查。下面让我们一起来了解胃肠镜的知识。

01 胃镜和肠镜不是同一根管子

胃镜是一种内窥镜，用来检查人体的食管、胃和十二指肠等消化道的内部情况。一般来说，胃镜由一个长度约 1.2 米的管子和一个灵活的摄像头组成，镜子位于管子的前端。一般胃镜从口腔进入，一路经过咽喉、食管、贲门，后穿过胃部进入十二指肠，通过这个管子自由弯曲和镜头的旋转可以直接观察消化道内部的情况，并进行必要的治疗、取样和切除等（图 7-1）。胃镜的管子直径为 8~11mm，比一般的内窥镜（如肠镜）略小，因为胃相对较小，而且需要从口腔进入，因此需要较小的直径。

类似于胃镜，肠镜是一支直径大约 1cm、细长可弯曲的纤维软管，其前端也配有一个带冷光源的高清摄影头。但二者检查部位不同、入口不同，在检查方法上也有区别。肠镜主要用来检查结肠和直肠的内部情况，从肛门进入，经过直肠进入结肠，医生可通过肠镜直接观察肠道内部情况，同时进行必要的治疗和取样等（图 7-2）。

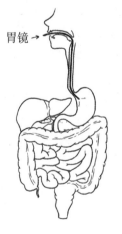

图 7-1 胃镜示意图

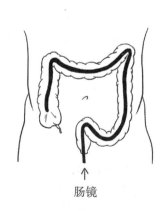

图 7-2 肠镜示意图

与直径较小、结构较柔软的胃镜不同，肠镜相对较长、较粗、较硬，因为需要在结肠和直肠等较为深处的地方进行探查，常用的器械包括肠道洗涤器、镊子、吸引器、钳型器、切割器等。

做胃镜检查一般不需要进行特殊的准备，受检者只需空腹即可进行检查，一般情况下检查时间也较短。但是肠镜检查前需要受检者进行肠道准备，即需要提前清空肠道，并需要一个相对较长的检查时间，这一步骤直接关系到肠镜观察效果的好坏。

通过胃肠镜可了解患者胃肠道的情况，包括有无溃疡、出血、炎症等，同时还可以咬取组织进行活检，明确病变性质。胃肠镜在诊断的同时，也可以进行相应的治疗。

一些常见的治疗方法如下。

凝固治疗：通过高频电凝、激光凝固、黏膜上皮的挤压等方法，治疗出血、溃疡等疾病。

射频消融：对于早期消化道肿瘤、Barrett 食管等疾病，可以采用射频消融的方法进行治疗。

切除治疗：对于早期肿瘤、息肉等疾病，可以通过内窥镜下切除等方法进行治疗。

扩张治疗：食管、胃、小肠、结肠等狭窄时，可以通过安置扩张器来进行治疗。

初步认识了胃肠镜之后，想必大家会有这样的疑问，所有人都要做胃肠镜吗？所有人都适合做胃肠镜吗？我们继续往下看。

02 胃肠镜没症状也要做

　　随着生活水平的提高和医疗的普及，现如今人们体检的意识不断增强，但有些人一想到做胃肠镜，就觉得难受又没有必要。甚至还有一部分人，已然出现了胃肠道不适，但还是会因为觉得难受而拒绝胃肠镜检查。作为能直接直观反映胃肠黏膜微小变化的最有效手段，该做胃肠镜时，千万不要犹豫。什么样的人群该做胃肠镜检查呢？

　　首先说胃镜。符合下列第①条和第②~⑥条中任一条者均应列为胃癌高危人群，建议做筛查：①年龄 40 岁以上，男女不限；②胃癌高发地区人群；③幽门螺杆菌感染者；④既往患有慢性萎缩性胃炎、胃溃疡、胃息肉、手术后残胃、肥厚性胃炎、恶性贫血等胃癌前疾病；⑤胃癌患者一级亲属；⑥存在胃癌其他高危因素（高盐、腌制饮食、吸烟、重度饮酒等）。

　　胃癌的发病率和死亡率均随年龄的增长而升高，我国学者建议将 40 岁作为筛查胃癌的起始年龄。也就是说到了 40 岁之后不论是否有胃肠不舒服的症状，都建议进行一次系统的胃镜检查明确胃内的情况。因为一些胃内息肉或者早期肿瘤是并没有明显症状的，等到有便血、腹痛等症状的时候再做胃镜就可能已经是癌症晚期了。

　　然后说肠镜。符合以下条件者为高风险人群：① 45 岁以上无症状人群；② 40 岁以上有 2 周肛肠症状（大便习惯、形状、性质改变，腹部固定部位疼痛）的人群；③长期患有溃疡性结肠炎的患者；④结肠癌手术后的人群；⑤大肠腺瘤治疗后的人群；⑥结肠癌患者的直系亲属；⑦遗传性结肠癌患者的直系亲属，年龄超过 20 岁。

　　不具有以下风险因素者，可被定义为一般风险人群：①一级亲属具有结直肠癌病史；②本人有结直肠癌病史；③本人有肠道腺瘤病史；④本人患有 8~10 年长期不愈的炎症性肠病；⑤本人粪便潜血试验阳性。

建议一般人群40岁起接受结直肠癌风险评估，推荐评估为一般风险的人群在50~75岁接受结直肠癌筛查，推荐评估结果为高风险的人群在40~75岁接受结直肠癌筛查。

如果一级亲属有人得了结肠癌，那么本人患结直肠癌的风险是普通人群的2~3倍，所以请格外重视，将结肠镜检查的年龄提前。推荐接受结直肠癌筛查的起始年龄为40岁或比一级亲属中最年轻的患者提前10岁。

关于胃肠癌的检查有内镜、CT、超声等多种方法，但是内镜及内镜下活检是诊断胃肠癌最有效的办法。由于胃肠癌起病隐匿，很多人容易忽视身体发出的早期信号。应提高警惕，掌握胃肠镜检查的适应人群，及早筛查病变，了解身体健康情况，做到早发现、早检查、早治疗，才能在很大程度上减低胃肠癌的发病率与死亡率。请为自己的健康负责，转变观念，防大于治。

03 胃肠镜检查的真面目

很多人一听到要去做胃肠镜，就感到害怕，不想也不敢去做胃肠镜的检查。胃肠镜真的有传说中的那么可怕吗？其实胃肠镜检查是一种相对创伤小而又迅速的检查。应放松心情，放下对进行胃肠镜检查的恐惧心理，正确认识胃肠镜检查。胃肠镜检查到底是怎样的呢？接下来将从检查前准备、检查中过程、检查后注意事项这三部分分别介绍胃镜和结肠镜的检查。

胃镜

（1）检查前准备

胃镜的检查前准备是非常关键的，它能够确保检查结果的准确性，同时也能保证患者的安全和舒适。一般来说，在进行胃镜检查前需要空腹，至少需要在检查前 8~12 小时内停止摄入固体或液体食物。

此外需咨询医生并遵守其指示停止或暂停某些血液稀释药、抗凝药、胰岛素药物的使用，一般来说阿司匹林等抗凝药需停服一周，以减少出血的可能；降糖药需停服一天；服用降压药者可正常服药，但需于检查当日晨起服药，之后禁食水。由于胃镜检查时可能有取病理活检的需要，为了防止不必要的出血等意外情况，建议服用利血平、降压 0 号的受检者提前咨询专科医生，最好在停药 1 周后再行检查。

（2）检查中过程

在胃镜检查开始前，应把手套、眼镜和假牙取下，先口服一小支局部麻醉剂，仰头慢慢咽，到嗓子时含一含，待嗓子和舌头感觉麻木后，取屈膝左侧卧位躺到治疗床上，在口腔里塞一个口垫，就可以准备进镜了。

镜子从口腔进入，在经过喉咙时可能会感到强烈的不适感，这个时候不要害怕，跟随医生的指令，像正常吞咽一样"吞下镜子"，镜子通过咽喉部后就显得顺利多了。在这个过程中，千万不要因为不舒服而呜呜咽咽地发出声音，更不要用手去抓管子，可以伸手示意医务人员。

（3）检查后注意事项

检查完成后也不要大意。在一些情况下，患者可能会感觉到口腔、喉咙、胃部疼痛不适或腹胀腹痛等，这些都是正常的反应，通常在几个小时或者几天内逐渐缓解。因为胃镜通过口腔、咽喉进入，检查后咽部可能会感到稍有异物感，不要剧烈咳嗽。检查时为了更好地观察病变情况，可能会注入着色的液体，可能会感到烧心或是排便带有颜色，不需过于紧张。

在麻醉作用未完全消失之前，咽喉部的功能可能受限，过早进食可能致使食物进入气管，所以暂时不要吃东西，在检查后 1 小时方可喝水。胃镜检查可能会导致胃黏膜受创伤，因此在接受检查后的 24 小时内应注意饮食。检查完成 2 小时后可以进食，尽量避免食用酸性、刺激性、油腻的食物，尽量进食流食等稀软易消化的食物。若是取活检做病理的受检者，适合食用温凉半流质食物。

除此之外，还应避免剧烈活动和过度劳累，保证充足的睡眠与休息。

结肠镜

（1）检查前准备

相较于胃镜，人们对于结肠镜检查可能没那么恐惧，只是更害怕检查前的喝药过程。但是对于结肠镜检查，肠道的清洁和干净更为重要，不然检查时满布肠道的黄色粪便会增加肠镜插入的难度，也会影响观察效果。

在检查前的 1~2 天内，患者应采用低纤维饮食，进食半流食、低脂饮食，避免进食过于油腻的食物和含有纤维的蔬菜或水果。更重要的是要按要求服用清肠药，做好肠道准备。

最常采用聚乙二醇电解质散作为肠道清洁剂。通常在口服清肠剂一个小时后开始排便，当发现排泄物为淡黄色或透明无色的粪水时表明现在的肠道状态非常好，适合做镜检；如果粪水呈深黄色，还含有少量粪渣，那就请再继续努力一下。可适当走动，顺时针环形按摩腹部。使用阿司匹林、氯吡格雷等药物的患者应按要求停药。另外，女性患者应尽量避开生理期，谨防感染。

（2）检查中过程

可能很多人会觉得结肠镜很羞耻，因为它要从"后门"进入，需要脱下衣裤。大家可以选择宽松偏长的上衣盖住屁股，一些医院也会准备专门的肠镜裤，医务人员会很贴心地保护患者隐私。

检查中不舒服的时候是向肠道里充气充水的时候，会有肠子浮在肚子里的感觉；在镜子经过弯曲拐弯的地方时，还会觉得有点疼痛。比较重要的一点是，因为在检查过程中会充气充水，所以会有想排气甚至排便的感觉，此时不要憋着，避免变得更难受。如果感兴趣的话，可以在屏幕上清晰地看到自己的肠子内部。

（3）检查后注意事项

做完结肠镜后，建议大家趁这个时间给自己一个休息的机会，避免过度运动与劳累。检查后2小时可以饮用温热水，检查后24小时内饮食要以清淡、好消化的食物为主，比如米粥、鸡蛋羹等。这是因为检查过程中肠道黏膜可能会受到一定刺激，因此要避免进食难以消化的食物；同时需要避免吸烟与饮酒。还需提到的一点是，结肠镜检查后肠子会不断蠕动，排气过程中，可能会伴有大便的排出，这时候不要以为是简单的放屁，建议立刻去寻找马桶。

 了解了胃肠镜的检查过程和检查前准备等事项后，是不是消除了对于胃肠镜的恐惧和顾虑呢？

04 镜子会不会捅穿我的胃肠

前面说到，胃肠镜检查的管道是很细的，不适感一般没有那么强烈，风险也相对较小，不需要过分害怕和顾虑做胃肠镜的风险。

有的人害怕镜子探头会捅穿胃肠？请相信医务工作者，他们都是经过专业的培训与无数演练的，会轻柔地操作，呵护胃肠道。如果患者本身有溃疡，那么可能会有潜在得穿孔风险，像吹气球一样，气球已经变得很薄了，再吹一口气，气球可能就爆了。但是若能遵医嘱合理饮食、及时处理，风险是较小的。像其他医疗程序一样，胃镜检查也算是一项有创性操作，也存在风险，可能引起感染。特别是当本身胃肠黏膜条件差时，可能会有出血等情况，但是一般情况下也只是小小的血丝。还有的人会担心，镜子不干净怎么办？请放宽心，胃镜检查是有严格消毒程序和要求的，一人一镜，不会发生交叉感染。

胃镜插管需要从口入，经过喉头，这个过程中容易导致喉头痉挛、恶心等发作，并且口腔异物的触及也会引起患者出现呕吐情况。如果患者患有心血管疾病、呼吸系统疾病或卧床不起等情况，可能会在胃镜检查中出现一定的风险。但是在胃肠镜检查前，一般会行心电图检查评估患者情况，普通人群发生风险的概率是较低的。

总的来说，胃肠镜并没有什么危害，发生风险的可能性是极低的。要严格掌握胃肠镜的禁忌证，有些人群不适合做胃肠镜，如有严重高血压或心脏疾病的患者、患有严重肝病的患者、有严重肺功能障碍的患者等，可能会在胃镜检查中出现呼吸困难。

> 🔔 需要强调的是，以上提到的这些风险都是比较罕见的。在接受胃镜检查前，医生会评估患者的医疗史和身体状况，以确定检查的适当性，并告知患者如何准备和预防风险。这时请放宽心，放下顾虑，遵医嘱行事，保持平和的心态，配合检查。

05 胃镜，可以有多种选择

　　胃镜是一种检查胃部和食管的医疗手段，主要是通过食管镜等内镜设备从患者口腔进入，检查胃部情况。其中被大家知道最广的就是普通胃镜，也就是一根直径1cm的管子，除此之外，还有无痛胃镜、胶囊内镜、超声内镜和鼻胃镜等多种方式（图7-3）。

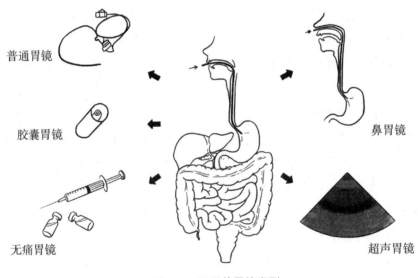

普通胃镜

胶囊胃镜

无痛胃镜

鼻胃镜

超声胃镜

图7-3　不同的胃镜类型

无痛胃镜

　　无痛胃镜也称为全麻胃镜，是指在进行胃镜检查时使用全身麻醉或镇静药物，使患者处于昏睡状态，以减轻受检者的主观不适和疼痛感，消除对胃镜检查的恐惧感。

　　与传统的胃镜检查相比，无痛胃镜可以缓解痛苦，使用麻醉或镇静药物后可以明显减轻患者的疼痛感，提高舒适度，缓解紧张感。并且无痛胃镜更能提高成功率，受检者处于昏睡状态下，在检查过程中没有恶心、呕吐、躁动等不配合现象，医生可以更好地掌握胃镜的位置和插入角度；同时全身麻醉后，胃肠蠕动减少，利于观察及活检，能提高胃部检查的成功率，减少检查的时间和重复检查的次数。

在无痛胃镜的检查过程中，有专业的麻醉科医生全程看管，具有很高的安全性，可以切实保障患者的身体健康。检查结束，患者苏醒后一般没有不适感。无痛胃镜通常使用的是短效麻醉剂，检查完毕很快会醒过来，就像做了一场梦。

无痛胃镜的费用相较普通胃镜会高一些，但也不是有足够的钱就能做无痛胃镜的。在检查之前，会有麻醉医生评估患者的情况，判定是否具有全麻的条件。

无痛胃镜的绝对禁忌人群：①有常规内镜操作禁忌证或拒绝镇静 / 麻醉的患者；② ASA（美国麻醉医师协会）分级 V级的患者，即手术与否都将在24 小时内死亡的危重症患者或确证为脑死亡的患者；③未得到适当控制的可能威胁生命的循环与呼吸系统疾病，如急性冠状动脉综合征、未控制的严重高血压、严重心律失常、严重心力衰竭以及急性呼吸道感染、哮喘发作期、活动性大咯血等；④肝功能障碍（Child-Pugh C 级以上）、急性上消化道出血伴休克、严重贫血、胃肠道梗阻伴有胃内容物潴留；⑤无陪同或监护人者；⑥有镇静 / 麻醉药物过敏及其他严重麻醉风险者。

📝 **小贴士：Child-Pugh 评分**

临床指标 \ 评分	1分	2分	3分
肝性脑病（级）	无	1~2	3~4
腹水	无	轻度	中、重度
总胆红素（μmol/L）	< 34	34~51	> 51
白蛋白（g/L）	> 35	28~35	< 28
凝血酶原时间延长（s）	< 4	4~6	> 6

评分说明：A 级：5~6 分；B 级：7~9 分；C 级 ≥ 10 分

对于以下特殊情况的患者，必须在麻醉医生管理下麻醉：①明确困难气道的患者，如张口障碍、颈颏颌部活动受限、类风湿脊柱炎、颞颌关节炎等；②严重的神经系统疾病者（如脑卒中、偏瘫、惊厥、癫痫等）；③有药物滥用史、年龄过高或过小、病态肥胖以及确诊的阻塞性睡眠呼吸暂停等患者。

无痛胃镜可以减少疼痛感，降低损伤风险。但是如果自己的条件不符合无痛胃镜的要求，不要固执地坚持这一种方法，选择其他的检查方法是更明智的选择。

胶囊内镜

有一种不用下长长的镜子，也不用麻醉的内镜，那就是胶囊内镜。它是一个如胶囊大小的机器人，带有内置的成像设备，由胶囊、信号接收系统及工作站构成。

患者吞服胶囊后，胶囊随着胃肠道蠕动而不停运动，不停地拍摄消化道内部图像，得到的图像信息被同时传给信号接收系统，医生就可以在工作站上读片；同时医生还可以通过操控磁场来控制胶囊，有重点地观察胃部情况。

由于小肠极长，且蜿蜒曲折，普通的内镜检查可能因长度问题而存在检查盲区，但胶囊内镜的使用如同模拟食物在整个消化道的流动过程，顺应消化道的结构、顺序，能够动态、清晰地展示胃和小肠内部病变，且不会产生机械性损伤，没有麻醉的不适，也没有普通胃镜的痛苦，操作简单、安全。

胶囊胃镜可以360°查看胃部和小肠的情况，但是也可能会错过微小隐匿的病变或者存在扫描死角，而且胶囊胃镜是不能做活检的。

有一些人是不适合做胶囊胃镜的，如吞咽障碍的人，以及怀疑或已知有胃肠道梗阻、狭窄及瘘管的人群。因此，选择哪种方式进行胃镜检查还是要因人而异。

在做胶囊内镜检查时，不用进行肠道准备，不需要打麻药，就像服用普通的药物胶囊一样，将磁控胶囊内镜顺水服用即可。做检查的时候可以感觉到机器带着胶囊在胃肠道内搅动，检查完成后会感觉胃里热热的。

检查完毕后，胶囊也就暂时留在了体内，排几次大便之后，胶囊也会随之排出。如果心里有顾虑，担心胶囊没有排出来，可以找内镜医生进行确认。需要注意的一点是，在磁控胶囊没有排出来之前，不要去做磁共振检查。

超声内镜

很多人提起超声就只听说过腹部彩超，却不知道超声也能用来看胃。有一种检查手段将超声与内窥镜结合了起来，将微型高频超声探头安装在内镜顶端或通过内镜孔道插入微型探头，可以称为是内镜界的"二郎神"。

超声内镜针对的是胃内长在黏膜下的病变。胃内的病变可分为两种，一种是在黏膜表面的，普通胃镜进去就可以直接观察到，还可通过取病理活检明确病变性质；而针对黏膜下病变，表面的黏膜可能是光滑正常的，肉眼无法区分病变组织与正常组织，这时普通胃镜就难以发挥作用。

此时我们需要一个"透视眼"来观察黏膜下情况，超声胃镜就发挥了这样的作用。通过发射超声波，医生可以根据得到图像的不同明暗情况观察胃肠道的层次结构，并得到周围邻近脏器的图像，有助于鉴别病变的良、恶性。

与普通内镜相比，超声内镜可以有效地帮助识别早癌，评估其浸润深度、范围及与周围邻近器官的关系，并判断周围血管和淋巴结侵犯情况，能更好地识别黏膜下病变，判断其来源与性质。在超声内镜引导下，还可进行一些操作与治疗，如病灶穿刺活检、肿瘤介入治疗等。

鼻胃镜

与以上几种方法不同的是，鼻胃镜改道而行，通过鼻腔进入消化道，这就要求鼻胃镜直径更细且镜身更加柔软，故鼻胃镜亦称"超细胃镜"。

相比经口内镜（9.4mm）而言，鼻胃镜身超细，仅有5.9mm，是经口内镜的60%；而且由于经鼻进入，避免了对咽喉部位的刺激，可以使人们检查时的舒适度更高。经过越来越多的试验发现，鼻胃镜在辅助空肠营养管置入时有很大的帮助。

但是，鼻胃镜检查也有局限性。经鼻胃镜"超细"的特点是一把双刃剑，由于镜身细、工作孔道小，一是需操作时间可能稍长，二是病理活检组织块比较小，会对活检成功率产生影响。所以鼻胃镜检查通常用于观察和诊断，无法直接进行治疗，如果在检查过程中发现异常，医生可能需要采取其他治疗方法。

有鼻腔病变者不能做鼻胃镜检查，有可能出现鼻腔出血、疼痛等并发症；但是对于年老体弱者等不能耐受传统胃镜检查的患者、不易配合的幼儿、口腔罹患疾病或张口受限以及咽喉部有病变者，鼻胃镜不失为一种更好的选择。

鼻胃镜检查主要集中在上消化道，对于下消化道的检查范围有限。在检查时，会先给鼻子喷点止血药，防止鼻子出血；接着会口服一些带有杏仁味的麻药，需要在咽喉处停留一会再咽下去。在进行正式的鼻胃镜检查之前，医生会预先测试能否通过鼻腔插入内镜，如果不行就会改用传统的经口进入方式。

通过上面的了解，不要再因为害怕胃镜而拒绝检查了，可以有多种检查供选择。目前已有多种胃镜能让胃肠道病变或胃癌无所遁形，对于胃早癌筛查，胃镜无可替代。务必早早检查，千万不要把小病拖成大病！

06 胃肠镜多久做一次

做过一次胃肠镜，以后就不需要再做了吗？这显然是错误的想法。人的身体时时刻刻处于动态变化中，随着年龄的增长、生活方式的变化，点点滴滴都会对健康产生影响。那么胃肠镜要多久做一次呢？

胃镜

不同情况的胃炎建议的胃镜复查时间见表3。

表3 不同情况的胃炎建议的胃镜复查时间

具体情况	补充说明	复查时间
浅表性胃炎或非萎缩性胃炎（不论是否幽门螺杆菌阳性）	日常中没有任何不适，且年龄也没有超过40岁	建议3~5年检查一次，也可以不做检查
良性胃溃疡	—	应每年复查一次
萎缩性胃炎	病理检查没有发现异型增生	1~2年复查一次
	中度萎缩性胃炎伴肠化生	每6~12个月复查一次
	病理显示重度异型增生或中重度不典型增生	应在3个月内复查
普通反流性胃炎	—	1~2年复查一次
	有Barrett食管炎的症状（容易发生癌变）	每6个月复查一次

胃息肉的随访时间间隔需要根据患者实际情况和医生的建议来确定。以下是一些可能的情况和建议。

表 4　不同胃息肉建议的胃镜复查时间

具体情况	复查时间
小型、平滑、良性的息肉（近端直径小于 1cm）	1~3 年内复查一次
较大或有糜烂、出血、溃疡的息肉	每 6~12 个月左右进行胃镜复查
已经发现胃息肉且有家族胃癌史或其他高危因素的患者	每年进行一次胃镜检查

结肠镜

英国伦敦帝国医学院癌症筛查和预防研究团队在世界顶级医学期刊《柳叶刀》上表明："一次柔性乙状结肠镜检查，可以让受试者群体在随后的 17 年内肠癌发病率降低近 30%。"在现实体检中，建议 50 岁以后做一次结直肠镜，如果检查结果正常，可以间隔 5~10 年再做第二次，直到 75 岁为止。

高风险人群包括家族史患有结直肠癌或息肉、个人患有炎症性肠病（如溃疡性结肠炎或克罗恩病）等。高风险人群需要更频繁地进行结肠镜检查，通常每 3~5 年进行一次检查。如果通过结肠镜检查发现有良性非肿瘤的息肉、腺瘤或线状增生等前癌性病变，需要提高筛查频率，建议每 3~5 年进行一次检查。若是结直肠癌术后患者，建议 3 个月进行第一次结肠镜复查，以评估手术后康复状况，检查术后残留病变的情况；术后 1 年再进行一次结肠镜检查，以评估手术效果，监测术后复发情况；术后 2 年建议再次进行结肠镜检查，以监测肠道内是否有异常病变。随后每隔 3~5 年进行一次结肠镜检查，以监测体内潜在的癌变和其他问题。

请注意，这些检查时间并不是严格规定的，如果出现任何胃肠道症状，例如便秘、腹泻、持续腹痛、黑便、黏液脓血便、突然暴瘦等，应当立即警惕，不要忽视胃肠发出的求救信号，及早去做胃肠镜检查，小病早治，以防拖出大病。

第八章

并不吓人的检查手段

在挑西瓜的时候，总希望可以透过表皮看看里面长的如何。对于医生，也希望可以直接观察到患者体内脏器的形态与结构，而 X 线、CT、磁共振就是医生手中的利器。同样是挑瓜，X 线是拥有一双透视眼，直接看瓜内部情况；CT 就是把瓜切成片，看瓤的好坏；而磁共振是利用瓜内部对磁场的振动差异，判断瓜的情况。

01 拥有一双"透视眼"——X线

在乘坐地铁、火车时，行李要经过安检机检查，安检员一眼就能发现带了哪些东西，有没有违禁物品。这是因为安检机内部发射X线，X线具有穿透物品的能力，能让安检员看到大大小小行李包内的东西。在医院里，有一种检查仪器，就相当于给医生安装了一双"透视眼"。医院内的胸片、腹平片等就是利用X线成像的原理得到的检查结果。

1895年，著名的科学家伦琴首次发现X线，并说服其妻子充当实验对象，拍下了世界上第一张X线影像，就是著名的手掌—戒指影像。这一伟大发现促进了医学诊断方式的进步。由于X线具有穿透性、可吸收性、荧光效应和感光效应，并且机体内各部分组织结构存在密度和厚度上的差异，当X线穿透人体时，不同密度和厚度的组织会吸收不同程度的X线，从而能在医生的显示屏上形成不同的黑白对比的影像。

X线摄影就是平时常说的"拍片"，除了在骨科的诊断中应用较多外，在胃肠等消化道的诊断中也有广泛的应用。消化道是一个空腔管道，缺乏自然对比的组织器官，为了更加清晰地辨明其内部情况，在X线下可以引入一种造影的对比剂，以增强对比的效果，这种方式称为消化道造影。常用的造影对比剂有医用硫酸钡、水溶性有机碘等。

我们前面讲到胃肠内镜的检查是如今诊断胃肠疾病的金标准，但在某些情况下，胃肠镜检查存在禁忌时，可以选择拍片或者消化道造影。比如在发生胃肠穿孔时，立位腹平片是最快、最有效的首选检查；X线钡剂检查有助于发现胃溃疡或胃内的隆起性病灶；对于胃肠癌术后的患者，针对患者病情选择合适的消化道造影方式有助于观察吻合口的通畅情况，以及是否存在吻合口瘘。不同的胃肠疾病在X线下的不同征象见表5。

表 5　不同胃肠疾病在 X 线下的征象

病名	X 线钡剂造影	X 线平片
消化性溃疡（良性溃疡）	光滑龛影，一般位于胃腔轮廓之外，黏膜聚集	—
癌性溃疡（恶性溃疡）	粗糙龛影，位于胃腔轮廓之内，聚集的黏膜皱襞存在融合中断	—
胃肠穿孔	—	膈下新月形气体影
胃癌	龛影、充盈缺损、胃腔狭窄等	—
肠结核	X 线钡剂激惹征、鱼嘴征等	—
溃疡性结肠炎	铅管征等	—
克罗恩病	线样征、鹅卵石征等	—
肠梗阻	—	鱼骨刺征、阶梯状气液平、结肠袋形
结直肠癌	充盈缺损、肠腔狭窄等	—

　　但是，"透视眼"也并不能保证看得清清楚楚。X 线图像是 X 线穿透某一部位时经过的组织结构的投影总和，是图像的叠加，也就是相当于将人体压扁之后照射得到的结果，一些位置的病变较难显示，因此在应用中也存在一定的局限。

　　🔔重点来了，X 线最重要的缺点在于有辐射。因此，检查并非随随便便想做就做，不要盲目地"爱上"做检查，射线"吃多了"是有癌变风险的。但也不必完全排斥或过于害怕做 X 线检查，常规检查 X 线的剂量是经过反复试验论证、控制在可接受范围以内的。所以，一定要谨遵医嘱行事。

02 分层扫描的奇妙——CT

作为 X 线成像的弟弟，CT 也利用了 X 线成像的基本原理。不同的是，CT 是断层图像，是对具有一定厚度的人体层面进行扫描，可以显示某个层面的组织分布。

CT 检查的方式就是从不同角度（正面、侧面、横断面等）去拍摄图像。医生控制 CT 扫描机围绕被检查者进行 360° 旋转，每旋转一个角度就拍摄一次，然后利用大量不同角度拍到的投影图，用数学算法来计算生成一个断面图像，这样就可以可以看到每一个断面的图像，这便是计算断层成像。为了增强病变组织与正常组织之间的对比，CT 也可采用增强扫描，即在血管内注射对比剂后再扫描，常用的对比剂有碘剂等。

当怀疑有胃内新生物生长时，往往需要患者在检查前禁食 6 小时，并且检查前需大量饮水以使胃壁充分扩张，从而更易观察到新生物的生长位置、浸润厚度以及胃与周围组织的边界。

医生开具的检查通知单上会备注检查前的各种准备，请务必认真阅读。比如在 CT 检查前是否空腹，能不能饮水等。一般检查前需摘除身上的所有金属物品，检查前 3 天内不要服用含有金属的药物。

在行增强 CT 时，由于需要注入对比剂，明确有碘剂过敏的患者应避免做该项检查；患有糖尿病并服用双胍类药物的患者，检查前后 48 小时内均应停药；有哮喘、甲状腺问题、肝肾功能障碍、心衰的患者检查前应咨询专科医生，慎重选择；当天内应尽量避免先后做 2 种增强检查，如 CT 增强和 MRI（磁共振）增强；所有接受检查者在检查后应大量饮水，以加速对比剂的排出。

 由于 CT 利用了 X 线的原理，存在一定辐射，妊娠者应避免此项检查。

03 "叮叮当当"很热闹——磁共振

　　做过磁共振的人知道，磁共振的机器在检查时发出的声响并不小，像是热闹的建筑工地，也像是人声鼎沸的菜市场。曾有小患者这样描述："我觉得磁共振十分有趣，机器发出的声音也很奇妙，好像我进入了魔法工厂，里面有小精灵们在叮叮当当地制造东西。"

　　磁共振成像（MRI）是利用氢质子在不同化合物中的信号差异来区分不同组织，包括肿瘤组织与正常组织。目前 MRI 已应用于全身各系统的成像诊断。在消化系统的诊断中，MRI 更适合于观察微小病变及病变的定性诊断，在肝、胰、胆病变及直肠病变中应用较多。MRI 对软组织具有较高的分辨率，可以较为清楚地显示直肠及其周围组织情况，可辅助评估原发灶、邻近组织受侵情况以及有无淋巴结转移等，有助于医生在术前掌握直肠癌的分期情况。

　　在磁共振检查前，患者及家属应认真了解此项目，积极耐心地配合检查，以防因检查时的噪声或检查时间长而产生紧张焦虑的情绪。医务人员一般会给予受检查者一副耳机或耳塞或以隔绝噪音。在检查前，应摘除身上佩戴的金属物品，另外，不要忘记口罩鼻夹处的金属条也是金属。如果曾在体内植入过一些金属物品，是没有办法进行磁共振检查的。所以在检查前一定要向医生交代自己的全部情况，千万不要为了做一个检查而隐瞒自己的身体情况和病史。

　　在进行腹部磁共振检查时，需要提前练习一个动作——"吸气时，鼓肚子"，这也是医学上讲的腹式呼吸。在检查过程中，常常会听到这样的指令："吸气—呼气—屏住呼吸—喘气。"配合医生的指令，放松自己，整个检查过程会变得很简单。

第九章
不只关注更要管住嘴

俗语讲："人是铁，饭是钢，一顿不吃饿得慌。"吃喝乃是人生大事，怎样才能吃得健康是人们非常关注的话题。哪些食物对肠道有害？哪些食物对肠道有益？大蒜抗癌有没有科学依据？咖啡能防癌是真的吗？接下来将一一解答。

01 远离肠道炸弹

汉堡、薯条和可乐，炸鸡、烤串和火锅，这些是不是你的胃肠"老熟人"？这些食物属于油炸高脂食品，吃下去会对身体造成一定的负面影响。

想想有没有这样的经历，晚上顶不住烧烤的诱惑，大吃特吃羊肉串、牛肉串、烤鸡翅等，心满意足地去睡觉，结果第二天起来时不仅肚子难受，还臭屁熏天。高脂高热量食物不仅会导致脂肪增多、损伤肠道黏膜，长期食用还会对身体多种脏器功能造成损害，如导致心血管疾病、糖尿病的发生风险升高，加速机体衰老等（图9-1）。

> 保持"青春永驻"的不老秘诀，除了少吃、多运动，还有戒糖和戒反式脂肪酸，几乎不吃油炸食品。管住嘴，迈开腿，现在看书的你是不是有了行动起来的动力呢！

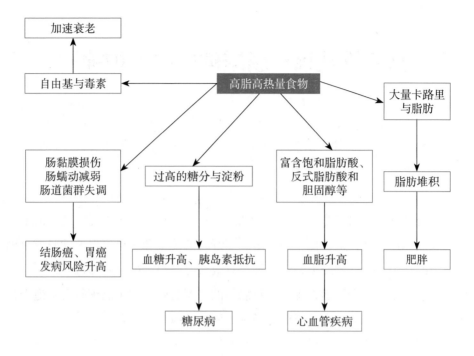

图 9-1 高脂高热量食物的危害

02 高纤维蔬果：肠道健康的保护神

以前，因为膳食纤维不能为机体供应能量，也不可被胃肠道消化吸收，就被大家当成了"废物"。但是现在，膳食纤维是我们必需的第七大营养素，这是为什么呢？

膳食纤维可吸水膨胀，使粪便更加湿润；在肠道内还可以促进消化液的分泌，刺激肠道蠕动，加速便便的排出。高纤维的蔬菜和水果可以增加肠道未消化纤维的牵引力，促进肠道蠕动增加，有效清除肠道中的废物和毒素，同时减少便秘的发生，减少肠道内毒素和致癌物的滞留时间，减少癌细胞在肠道中存活和发展的机会，从而有效降低结肠癌等癌症的风险。

许多高纤维蔬菜和水果是含有丰富的抗氧化剂、维生素和矿物质，可以有效地抑制癌细胞的生长过程。抗氧化剂能够帮助抵御由自由基引起的 DNA 损伤、细胞损伤和癌症的发病风险。

肠道菌群会随饮食的改变而发生变化，富含膳食纤维的食物可以改变肠道内酸碱度，营造促进有益菌生长的环境。多吃富含膳食纤维的食物还可以减少肥胖的发生，因为膳食纤维可增加拟杆菌门与厚壁菌门在肠道中的比例。有研究表明，补充膳食纤维可以预防肥胖、减少炎症反应的发生。

需要注意的是，高纤维蔬菜和水果并不是单一的预防癌症的因素，其他因素还有减少摄入红肉，多吃奇异果、核桃、鱼类、鸡蛋、芹菜、葡萄柚等能预防癌症的食物。对于有癌症家族遗传史以及患有癌症的人群，建议咨询专业医生制定科学的饮食计划。

推荐在每天的饮食中增加高膳食纤维食物，如蔬菜、水果、谷类和豆类应占总膳食的 2/3 以上。每天应吃 500~850g 果蔬，最好是 5 种以上。建议每天摄入谷类食物 200~300g，其中包含全谷物和杂豆类 50~150g，薯类 50~100g。长期坚持这个饮食好习惯，让肠病离我们越来越遥远。

03 剩饭剩菜能吃吗

在生活中，我们常常面对这样的情境：这一顿剩下的饭菜，倒掉感觉很可惜，留着下一顿吃又担心可能对健康有影响……怎么处理剩饭剩菜才合适呢？

吃剩饭剩菜的危害有以下几点。

食物中毒： 剩菜剩饭在保留过程中难免会滋生细菌，尽管放入冰箱冷藏，也并不能完全阻止细菌繁殖。当细菌达到一定数量，其代谢毒素或分解食物后的产物都有可能导致中毒。还有一些食物是绝对不能吃的，比如霉变的花生、发芽的马铃薯等。

营养损失： 剩饭剩菜的口感和营养价值会下降。长时间存放后，食物中的维生素、矿物质和蛋白质可能会损失，营养价值降低。比如蔬菜里的维生素 C 怕热，如果将剩菜再次加热，维生素 C 的含量就更低了。

影响消化： 剩饭剩菜在放置过久后，其中的淀粉和蛋白质会发生变化，使食物更难以消化。长期摄入变质食物，容易导致消化不良和胃肠道问题。

增加癌变风险： 某些剩菜中会含有大量亚硝酸盐，短时间内大量摄入后会导致机体中毒。有研究发现，炒熟的菠菜冷藏 16 小时后亚硝酸盐的含量就会超标，如果是吃剩的、被筷子搅动过的，亚硝酸盐超标会更多，而且即使加热也无法去除亚硝酸盐。

如何处理和保存剩菜剩饭呢？

首先，尽量剩肉不剩菜。菜类食物在保存过程中会产生更多的亚硝酸盐，尤其是凉菜，在制作和进食过程中都会带入一些细菌，而且凉菜一般不会加热，产生的细菌也不会被杀死，在冰箱冷藏也没办法灭掉已经产生的细菌，直接吃更容易感染细菌。但是也并非提倡剩肉的行为。剩肉也很可能会含有致病菌，所以一定要尽快放入冰箱冷藏，放入时间越晚，微生物繁殖越多；再次加热食用剩肉时，应保证达到100℃后继续加热保持沸腾5分钟以上，使致病菌及其代谢毒素被破坏。

其次，如果确认会有剩余食物，可以提前分装，减少筷子对饭菜的搅动。剩下的饭菜尽量分装到适当大小的食物容器中，避免将大量食物放在同一个容器中；同时应确保容器密封良好，以防食物受到空气中细菌的污染。剩饭剩菜应尽快冷却，可以将其放置在通风的地方或使用冷却器具加速降温。快速冷却可以减缓细菌繁殖速度，延长食物的保存时间。冷却后将剩饭剩菜尽快放入冰箱冷藏保存，冰箱温度最好在5℃以下，避免食物变质；若在室温下保存，则不应超过2小时。

最后，在食用剩饭剩菜之前应仔细观察食物的颜色、气味和质地。若出现异常，如变色、异味或变质迹象，要避免食用，以免引起食物中毒。

剩饭剩菜虽然可以吃，但要尽快吃。即使食物在冰箱内低温保存，一些细菌仍然能够繁殖，所以应尽量在2~3天吃完，避免长时间保存。另外，加热剩饭剩菜应秉持"吃多少、热多少"的原则，避免2次加热。

04 大蒜是"抗癌之王"吗

有研究证明，大蒜可降低胃癌、结直肠癌、乳腺癌等多种癌症的发生风险，且食用大蒜与结肠癌的发病率之间呈负相关，食用大蒜的人群患结肠癌的概率比不食用大蒜的人群低 68%。大蒜中哪些神奇的成分起到了防癌的作用呢？

实验证明，大蒜中具有丰富的天然有机硫化物，如大蒜素和二烯丙基三硫化物，是大蒜发挥作用的主要活性物质，是起抗癌作用的主要化合物，可有效预防结肠癌的发生。大蒜素可以直接作用于癌细胞，抑制癌细胞的增殖、生长和扩散，同时还能与人体细胞的 DNA 结合，促进 DNA 的修复过程，减少基因突变的发生，从而预防癌症的发生。此外，大蒜素还可抑制幽门螺杆菌在人体内的活性，大大降低了幽门螺杆菌对胃肠黏膜造成的刺激和损害。

很有意思的一点是，若吃大蒜的方法不对，则并不一定有防癌效果。大蒜素是发挥抗癌作用的重要成分，而新鲜的完整大蒜中并不含有大蒜素，需要将大蒜切开或挤压后，才能激活蒜氨酸酶，催化蒜氨酸分解产生大蒜素；若切开或挤压后的大蒜在空气中放置 10 分钟，蒜氨酸酶发挥的作用会更加显著。大蒜被切开后还能产生阿霍烯，是一种硫化物，具有很强的抗氧化能力，能预防癌症。需要注意的是，如果煮沸时间超过 5 分钟，大蒜素就可能被完全分解。

> 大蒜确实是个宝，但是大蒜并非是单一作用的药物，只能在一定程度上预防胃癌，大家不能过分"迷信"它的作用。另外，每日吃两三瓣大蒜就足够了，若吃得过多，反而会因为刺激胃肠而适得其反。大蒜虽好，也不要贪多。

05 不得不提的"十字花科蔬菜"

十字花科蔬菜就是花形排列呈"十"字状的同科植物中可以食用的蔬菜，大白菜、卷心菜、甘蓝、西兰花都包含在内。它们含有丰富的维生素和类胡萝卜素，在好吃美味的同时还能提供营养元素。另外，多项研究表明，大量食用十字花科蔬菜可以降低癌症的发病率，如肺癌、乳腺癌、胃癌和肠癌等。

异硫氰酸盐作为十字花科蔬菜中的重要植物化学成分，在防癌方面立下了汗马功劳。它可以诱导细胞凋亡、阻滞细胞周期，减少机体内向恶性阶段转化的细胞数量总值，抑制致癌剂的活化。除此之外还可以提升细胞免疫力，增强抗癌、抗氧化、抗突变、抗炎和杀菌能力。

萝卜硫素在羽衣甘蓝、西兰花等十字花科蔬菜中较为常见，是抗癌能力最强、生物活性最活跃的一类异硫氰酸盐，可以使致癌基因失去作用，还可以杀死癌细胞并抑制癌细胞的代谢，提高机体的免疫力和抗氧化能力。

十字花科蔬菜中含有的吲哚类植物激素，是解毒功效最强的一类，特别是对结肠癌抑制效果明显。有研究发现，卷心菜等十字花科蔬菜所含的硫配糖体能排除各种毒素，包括致癌物质，还可以杀死幽门螺杆菌；报道中也证实了十字花科蔬菜的抗结肠癌功效，每天进食 15g 左右的十字花科蔬菜可以预防结肠癌的发生，能使结肠癌和直肠癌的患病危险系数下降 9% 左右。

> 十字花科蔬菜还含有多种强效抗氧化物质，有助于加快机体排毒过程，可以驻容养颜。但是需要注意的是，并非所有人都适合食用十字花科蔬菜，其作为一种抗甲状腺的物质，甲状腺术后的患者若服用可能导致甲状腺功能下降。数据表明，每周吃 3 次十字花科蔬菜能将患结肠癌的风险降低 60%。所以，快把十字花科蔬菜放进每日菜谱里吧。

06 食谱里的彩虹

饮食要均衡，每天摄入的食物应该是丰富的，多种食物的颜色就如同彩虹一样，这就是彩虹饮食法。

《黄帝内经》中说："五色配五味，五味入五脏。"青色益肝，红色养心，黄色健脾胃，白色润肺，黑色补肾。我们每天应该食用 5 种以上不同颜色的蔬菜和水果，每一种颜色代表了不同的营养元素，对应着五脏六腑的营养支持（图 9-2）。

红色食物（西红柿、草莓、红芸豆等）：富含大量番茄红素、辣椒红素和维生素 C，有很强的抗氧化能力，有益于心血管健康和提高免疫力。

橙黄色食物（南瓜、胡萝卜、柑橘类水果等）：富含有 β - 胡萝卜素、维生素 A、维生素 C 和叶酸等，具有抗氧化和预防炎症的作用，不仅能去湿气，维持肠道健康，还能降低视网膜黄斑变性和白内障发生的概率。

绿色食物（菠菜、西兰花、青椒等）：富含叶绿素、维生素 K 和钾、镁、钙，能够帮助减少炎症，促进血中钙的吸收，降低胆固醇，增强免疫力。

紫色食物（茄子、紫甘蓝、洋葱等）：富含花青素，有抗炎、抗氧化的作用，可以改善糖、脂肪代谢，抗血管硬化，有助于降低心脏病的发病率，还可以抑制癌细胞的生长和扩散，预防和延缓老年痴呆、癌症的发生。

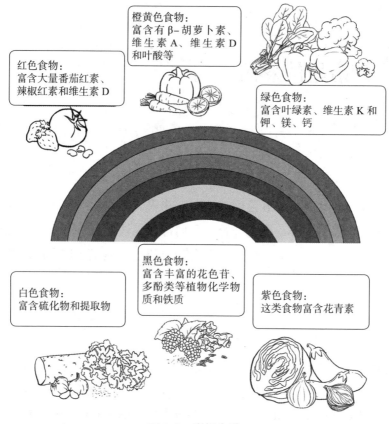

橙黄色食物：
富含有 β-胡萝卜素、
维生素 A、维生素 D
和叶酸等

红色食物：
富含大量番茄红素、
辣椒红素和维生素 D

绿色食物：
富含叶绿素、维生素 K 和
钾、镁、钙

黑色食物：
富含丰富的花色苷、
多酚类等植物化学物
质和铁质

白色食物：
富含硫化物和提取物

紫色食物：
这类食物富含花青素

图 9-2　彩虹食谱

白色食物（山药、银耳、大蒜、白芝麻等）：富含硫化物，能够抗菌、抗氧化，还可以为机体补充钾这一重要的电解质。

黑色食物（桑椹、木耳、黑芝麻、黑枸杞等）：富含丰富的花色苷、多酚类等植物化学物质和铁质，有抗氧化作用，能减少自由基对身体损伤，有助于保护心脏、维护血液健康。

对于天然食材，颜色越鲜艳，所含营养素越丰富。因此居民膳食指南推荐每天食用 1/2 以上的深色蔬菜。想要吃得更健康，就从吃更多种颜色的食物开始吧！

07 牛奶：不仅补钙还抑癌

好多妈妈常常嘱咐孩子喝牛奶，还要说上一句"喝牛奶长得高、长得快"。牛奶确实具有丰富的营养价值。

牛奶富含多种重要的营养素，包括高质量的蛋白质，每100ml牛奶可提供约3.3g的蛋白质。这些蛋白质是身体构建和修复肌肉、组织和骨骼所必需的。牛奶还是最好的钙来源之一，每100ml的牛奶中含有约120mg的钙。钙是构建和维持骨骼强度、预防骨质疏松的重要营养素。丰富的维生素D和磷元素与钙一起协同作用，有利于维持骨骼和细胞健康。此外，牛奶中还含有维生素A、维生素B_2、维生素B_3、维生素B_5和维生素B_6等其他营养成分，它们都对身体健康具有重要的作用。

有调查研究发现，饮用牛奶最多的人患结肠癌的可能性最小，因为有一类乳糖能促进抑制癌症的有益细胞生长。每天喝一杯以上牛奶可减少患结直肠癌的危险，牛奶中所含的钙能减缓肠内壁细胞的生长速度，可以抑制早期肿瘤的扩散。摄入钙量最高的人患结肠癌的危险可降低22%，每天摄入900mg的钙（相当于3大杯牛奶所含的钙）就足以预防结肠癌。

此外，牛奶和奶制品中含有一种名为共轭亚油酸的物质，能抑制癌细胞，阻断致癌物质发挥作用。牛奶中所含的维生素A、维生素B_2等对胃癌和结肠癌有一定的预防作用。牛奶中还含有多种能增强人体抗病能力的免疫球蛋白抗体，也有防癌作用。每天喝3杯200ml的脱脂牛奶，外加200ml酸奶，可以抑制结肠息肉的成长，预防结肠癌的发生。

> 对于乳糖不耐受人群，如果无法食用普通牛奶，可以选用奶酪等其他形式的奶制品。此外，脱脂牛奶内脂肪含量更少，对于肥胖或是存在肝脏疾病的人群更加合适。

08 咖啡能防癌，可信吗

有研究表明，与不摄入咖啡的人群相比，每日摄入咖啡的女性人群中，患胃癌的风险降低。咖啡可能对某些类型的癌症具有一定的保护作用，但这个观点仍然存在争议。

有一些研究表明，适量的咖啡摄入可能与降低乳腺癌风险相关，然而各项研究结果并不一致，因此仍然需要更多的研究来确认。有一些证据显示适度的咖啡摄入与结直肠癌风险的降低有关，但是还有研究表明高温咖啡可能与结直肠癌的风险增加有关，因此也需要更多的研究来解决这种矛盾。

另有多项研究发现，咖啡摄入与降低肝癌风险有关，特别是在肝炎病毒感染和患有肝硬化的人群中，咖啡似乎具有更显著的保护作用。需要注意的是，这些研究结果只是观察性研究，无法证明咖啡直接导致癌症风险的变化。同时，个体差异和其他生活方式因素（如饮食、运动习惯等）也可能影响研究结果。

咖啡的摄入应根据个体的健康状况和喜好进行。一般认为适度的咖啡摄入是每天 2~3 杯（每杯约 240~300ml），超过这个摄入量可能会引起咖啡因过量等问题；而每天喝 2 杯喝脱咖啡因的咖啡可使直肠癌发生率降低52%，同时还有减肥效果。

第十章
"三早"记心间，不再谈癌色变

《黄帝内经》中讲到"上工治未病，不治已病"，也就是说应防病于未然。小病之后也应防止其继续发展，早发现、早诊断、早治疗。胃肠癌并非患病即死亡，得了胃肠癌也并不意味着往后余生都要带癌生存。对于胃肠癌，若能早期发现并进行处理，可以大大提高癌症后的生存率。那么胃肠癌如何能早期发现，治疗胃肠癌又有哪些措施呢？

01 得了胃肠癌，还能活多久

我国癌症新发病例数前十的癌症是：肺癌、结直肠癌、胃癌、乳腺癌、肝癌、食管癌、甲状腺癌、胰腺癌、前列腺癌、宫颈癌。结直肠癌和胃癌高居前 3 位，更加让人觉得可怕，很多人想问，得了胃肠癌，还能活多久？

不同患者不同时期的病情发展，以及不同患者自身的身体素质差异，其存活时间也是不相同的。作为常见的消化系统肿瘤，胃肠癌分为早期、中期（进展期）和晚期。早期胃癌预后相对较好，其 5 年生存率可达 90% 以上，而进展期胃癌 5 年生存率仅为 20%~40%。但是由于胃肠癌起病隐匿，症状没有特异性，早期并不容易发现，当出现严重临床症状时往往已处于进展期或晚期。

随着胃癌早期筛查技术的推广、手术和放化疗技术的进步，胃癌的治疗水平有了一定的提高。但很多人体检意识不足，觉得胃肠有点小毛病不是问题，而且大家对胃肠镜的接受度并不高，这就导致了胃肠癌早期筛查率不高，临床就诊早期病例少、早诊率低。

如果患者发现病情比较及时，较早根据医生诊断进行了针对性的治疗，则可能存活时间比较久，甚至可以治愈；术后再积极配合医生做相关的辅助治疗，存活的时间可能还会更长。如果患者确诊时已经发生了转移，癌细胞转移、扩散到其他器官组织，此时治疗的效果就不是很明显，患者存活率也比较低，有的甚至只能存活 3~5 个月。

> "早发现、早诊断，早治疗" 是决定患者存活时间的关键因素。请各位朋友做自己健康的主人，为自己的身体负责。如果发现身体有任何变化，应及时就医，规范化治疗。

02 善于潜伏的胃肠癌

当经常感觉上腹部不适，有时胃部疼痛，有时心窝隐隐发疼，或是食欲不振、不想吃东西，不要迟疑，该去看医生就要看，这些表现是胃在发出不适信号。而如果是胃病"老病号"，最近发现症状比之前严重了，还总是发作，原来吃着有效的胃药现在不起效了，一定要警惕疾病进展，及早检查，发现潜伏的隐患。

消化道早期癌症在一般情况下都可以没有任何表现，即使存在症状，可能也仅表现为腹部不适或疼痛，易嗳气、打嗝，腹胀等，常被患者误认为是老胃病、慢性胃炎而不被重视。胃癌和结直肠癌的潜伏期可以很长，可达数年甚至十数年，在早期阶段，癌细胞可能长时间存在而没有明显症状，这也是早期胃肠癌往往很难被发现的原因之一。

值得注意的是，胃肠癌潜伏期的长短不仅与个体因素和癌症类型有关，还可能受到其他因素的影响，如生活方式、遗传因素和环境因素等。个人可能无法改变遗传因素，但有绝对的决定权去选择何种生活方式。大家可以选择健康的生活方式，杜绝不良习惯，早睡早起不熬夜，经常锻炼不久坐，远离炸鸡和可乐。

> 早期发现胃肠癌非常重要，即使没有任何症状也要定期进行相关筛查，最简单有效的办法就是胃肠镜检查。如果早期通过胃镜发现异常病变，可能依靠很简单的办法（如内镜下治疗）就能将其扼杀在摇篮中，获得更长的生存时间。早期发现癌症就如同从"死神"手中抢人，能让我们有更多的时间来享受世间的美好。

03 小病不医拖成癌

　　胃肠无小事，别把小胃肠病拖成大隐患。一位患者 3 年前做过胃镜，显示是浅表性胃炎，没有太在意，也没有接受治疗；后来胃痛反复发作，按胃炎治疗效果不佳，最终这位 35 岁的年轻人被确诊了胃癌。

我国约 80% 的人有慢性浅表性胃炎，这种程度极其轻微，如果 Hp 阴性、没有黏膜糜烂也没有任何临床症状，可以不用药物治疗，定期随访观察即可；如果伴有 Hp 感染，那么应尽早根除治疗；如果慢性胃炎波及黏膜全层，甚至伴有肠上皮化生、萎缩、异型增生等，就要格外重视了，如果不予治疗，放任其发展，就有发展为癌症的可能。

　　很多人存在认识误区，认为偶尔胃疼几天不是大毛病，身体有自愈能力，过去也就好了。殊不知，各种不健康的生活方式仍在继续，胃肠道仍旧在不断接受刺激，长此以往，胃的抗议声会越来越大，腹痛腹胀、恶心呕吐等症状出现的频率也会增加，程度也会较前加重。小毛病没有及时根治，不断发展，最终就可能会到不可收拾的地步。

　　早期胃癌的表现较为隐蔽，并不典型，当出现不适时，一定要尽快检查。在胃炎的阶段，不要觉得这就是胃的老毛病，长期不在意、不治疗，疾病会在多重因素的作用下进展，不要等到病情拖到无法治疗的地步时再懊悔不已。

04 得了胃肠癌还有救吗

得了胃肠癌，就要等待死亡吗？当然不是，除手术治疗，外针对不同期胃肠癌，新辅助化疗、靶向治疗、免疫治疗等多种治疗方式都在抗癌大业中发挥作用，医务人员会为每位患者制定个体化方案。

对于大多数胃肠癌患者，包括一部分早期和进展期的患者，还是以外科手术治疗为主。外科手术包括传统的开腹手术和微创手术，传统外科手术创伤大、恢复时间长，随着微创概念的提出，腹腔镜手术治疗逐渐增多，有多种治疗方式，只需要在患者的肚子上打5~6个钥匙孔大小的"戳卡"，就可以做一个根治性的胃肠癌手术切除，大概术后一周左右就可以恢复流食、半流食，达到出院的标准。

胃肠癌的整体治疗方案除了手术外，还包括化疗、免疫治疗、靶向治疗等多种方法。现在提出对于一些进展期甚至晚期胃肠癌患者，可先在术前行新辅助化疗或转化治疗，之后再依据影像学评估选择是否手术治疗。新辅助化疗适用于无远处转移的进展期胃肠癌，术前应用化疗药物缩小或去除隐匿病灶，便于术中定位、分离与切除，减少术后复发和转移的风险，从而达到更完美的手术效果。

靶向治疗可以特定地靶向针对某个分子，从而影响癌症的发生发展。癌细胞是聪明的，它通过改变细胞表面的分子成分如程序性死亡受体等逃避免疫系统的监视和防御，基于肿瘤免疫逃逸的机制，免疫治疗应运而生。通过免疫治疗可以重新激活免疫系统，使其产生抗肿瘤免疫反应应答。总之，胃肠癌的治疗是综合治疗，从多个方面攻破和打乱癌细胞的增殖进攻路线，努力实现彻底杀灭癌细胞的目标。

如果发现患癌时患者已经处于晚期，这时一般就失去了手术机会，应该采用保守治疗；对于早期、中期的患者，经过专业医生综合评估后具备手术机会的，还是要积极行手术治疗，根据术后病理分期再决定是否行术后放化疗。

战胜胃肠癌是一个艰难漫长而又极具挑战的过程，首先要态度积极，不要自我放弃，与亲人朋友相互鼓励；而及时就医、遵循医生建议、定期随访、接受必要的检查和治疗，是战胜癌症的关键。

05 无癌生存不是梦

有人问，得了癌症，就一辈子要癌症缠身了吗？如果能及早发现和治疗，情况较好的早期胃癌可以实现无癌生存。早期胃癌是指病变仅限于黏膜或黏膜下层，不论病灶大小或有无淋巴结转移，其扩散较为有限，治疗的成功率也较高。

不用再担心传统开腹手术的大口子，也不用害怕腹腔镜的危险，早期胃癌的内镜下切除可以在不开腹的情况下切除胃壁内的癌细胞。早期胃癌在内镜下切除治疗后，可以完全根除癌细胞，从而实现无癌生存。但是早期胃癌也存在一定的复发和转移风险，因此在切除治疗后，可能还会考虑辅助治疗，如放疗或化疗，以进一步减少复发的风险。

此外，建议胃癌患者定期进行血常规、血生化等检验以及胃镜检查、影像学检查等，以监测癌症复发或转移的迹象。若能及早发现癌灶复发或转移，并采取治疗措施，就可以提高无癌生存的机会。

> 无癌生存并不代表完全没有任何风险。持续的自我关注、定期的医疗检查以及健康的生活方式都是非常重要的，以确保能够早期发现和及时处理任何潜在的问题。

第十一章
胃肠癌治疗方法多

关于胃肠癌的治疗，传统的方法就是手术切除病灶。随着科学认识的提高和技术的进步，如今的胃肠癌治疗是以手术为主的综合治疗，除手术治疗外，可根据患者情况采取内镜下治疗、化疗、靶向治疗、免疫治疗等多种方法。

01 新兴的内镜治疗

因为可以免受传统手术的治疗风险，创伤小、手术快、疗效好的内镜下治疗倍受人们追捧。内镜下治疗有两种方法，一种是内镜黏膜下剥离术，一种是内镜下黏膜切除术。

内镜黏膜下剥离术（ESD）

ESD 是一种在黏膜下层进行切除的技术，适用于较大、深度侵袭或高度恶性程度的早期胃肠癌，通过注射液体使黏膜膨胀，然后使用专用的切割工具，将肿瘤与周围的健康组织一起剥离出来。胃的四层结构分别是黏膜层、黏膜下层、肌层和浆膜层，小肠与大肠也具有与胃类似的分层。用香蕉来做类比，香蕉皮就如同胃的黏膜下层，香蕉果肉则相当于胃的肌层；内镜下黏膜剥离术相当于将电刀深入香蕉皮与香蕉果肉之间，把病灶周围的黏膜环病灶切开后，将病灶从黏膜下层与肌层间剥离。

内镜下黏膜切除术（EMR）

EMR 主要针对于表浅、平坦的隆起性病变，适用于低度恶性程度的早期胃肠癌，利用注射和吸引或套扎等方法把扁平隆起性病变和广基无蒂息肉等与其固有层分离，使其成为假蒂息肉，然后利用圈套或电切进行切除的技术。

然而，内镜下切除并非所有早期胃肠癌的患者都适用。当早期胃癌符合下面的条件时，可以进行内镜下切除：①无合并溃疡的分化型黏膜内癌；②病灶大小 ≤ 3cm、有溃疡的分化型黏膜内癌；③胃黏膜高级别上皮内瘤变；④病灶大小 ≤ 2cm、无溃疡的未分化型黏膜内癌。如果肿瘤浸润深度达黏膜下层，或为可能存在淋巴转移的早期消化道癌，则需谨慎选择内镜下治疗，推荐选择外科手术治疗。

当早期结肠癌符合下面的条件时，可以进行内镜下切除：①肿瘤大小 < 3cm；②肿瘤侵犯肠周 < 30%；③切缘距离肿瘤 ≥ 1mm；④活动，不固定；⑤为 T1 期肿瘤；⑥高度至中度分化；⑦治疗前影像学检查无淋巴结转移的征象；⑧肿瘤出芽 G1。

> 内镜下切除癌灶是一种新兴的治疗胃肠癌手段，其特点是手术时间短、创伤小、恢复快，但是需严格按照适应证选用内镜下切除，不要因主观觉得内镜下治疗比传统外科手术好而盲目选择或要求行内镜下治疗。

02 "大刀阔斧"的外科手术

在我国医学历史上，早在汉初，为我们所熟知的神医华佗就利用麻沸散为患者剔除死骨、剖腹等。传统的外科手术发展至今，采用的技术方法也不断改进和提高，拿胃肠癌来讲，医生们可以选择的外科治疗方法五花八门，有传统的开腹手术，有腹腔镜下手术，还有机器人手术。

开腹手术

开腹手术是最传统的手术方式，广泛适用于各类肿瘤疾病手术要求，可以根据肿瘤位置，选择切口位置及开口大小，对于肿瘤大小并无限制要求，即使癌灶很大也可以进行手术。并且由于手术视野大，清扫肿瘤出血较少，尤其适合靠近血管的癌灶和手术难度高的患者，可以有效避免对血管、组织的损伤并能准确地清除癌灶以及周围淋巴组织。但是，由于传统开腹式手术"大开大合"，创伤极大，并不适合心、肺等重要脏器功能异常的患者。

微创是外科手术近年来追求的一个目标。微创并非单指手术切口的大小，而是追求把手术对人体的损伤控制到最小的程度，同时又能达到最好的治疗效果。通过人体自然孔腔道或手术小孔伸入特制的手术器械（如腹腔镜、胸腔镜等现代医疗器械及相关设备）到达病灶，在患者体内进行手术就是微创的很好表现。

腹腔镜手术

腹腔镜手术，顾名思义，是向腹腔内下了一个镜头，医生可以通过屏幕观察腹腔内情况。腹腔镜手术主要应用于腹腔内的肿瘤手术，有很明显的优点，如相较于开腹手术，其腹壁切口小，造成的损伤较小；对肠道功能的不良影响小，术后可以较早进食；腹腔内形成粘连更少，能减少术后并发症的发生；因为创伤小，术后产生的不良反应如伤口感染、膈下脓肿等也相对较少。

但是腹腔镜下手术也有限制，当肿瘤长得过大时就不宜进行腹腔镜下手术，因为癌灶过大难以操作，容易增加大出血的风险；另外，一些曾做过腹部手术的患者，由于术后粘连的发生，导致其解剖关系不容易辨别，会造成困难。同时，腔镜手术下视野较小，极其考验医生的知识与技术，如果利用不得当，发生危险的可能也会大大增加。

机器人手术

机器人手术是怎么回事？难道是让机器人来做手术吗？下面我们来详细了解一下。机器人手术是指外科医生不用站在手术台上，而是通过操纵机器进行手术。现在最先进的机器人是进口的达芬奇机器人，主刀医生可以使用双手和脚来控制机械臂上的手术器械，通过双目内窥镜观察患者体内的二维或三维图像，同时系统可以将医生的手、手腕和手指运动准确地翻译成手术器械的细微而精确的动作，从而完成外科手术。先进的技术使得主刀医生可以拥有 3D 视野和自由翻转、运动自如的双手，并且主刀医生不需要站在手术台上，而是采用坐姿控制机械臂，这无疑在一定程度上缓解了外科手术站立几个小时的疲劳感。

相较于腹腔镜的 2D 视野，机器人手术具有视野三维放大功能，即使在狭窄区域操作，也能保证操作的精准性，在手术时可精准避开重要的血管、神经，减少术后并发症的发生；而且机器可以自动过滤医生手部的颤动，减少了人为操作失误的可能性。除了这些，机器人手术创伤小、疼痛轻、术后恢复快，能大大缩短住院时间，但其作为一种高科技的新兴技术，价格相对较高，患者需要具有一定的经济能力才可承受得起高昂的花费。

03 层出不穷的化疗方案

谈到化疗，大家可能会觉得这是一个痛苦的事情，听得最多的就是化疗患者会大把大把地脱发，倍受折磨。的确，化疗是一件很辛苦的事情，但化疗的目的是为了使患者获得更长久的生存期和较好的生活质量。对于一些晚期没有办法手术切除或复发的患者，化疗可以减慢肿瘤生长的速度，改善患者的症状。

化疗就是应用化学药物进行治疗。现在提出了一种新概念——新辅助化疗，适用于无远处转移的进展期胃癌，是指在患者术前应用化疗药物缩小肿瘤，缩小或去除隐匿病灶，降低临床分期，便于手术切除，彻底消除转移病灶，减少术后复发和转移的风险。目前我们常用的化疗药有奥沙利铂、卡培他滨、替吉奥、伊利替康等。

化疗过程中伴随着一些不良反应。

💡 胃肠道反应

每个人对化疗药反应程度不一，出现胃肠道反应的程度也并不一样，可能会表现为恶心呕吐、腹痛腹泻、大便干结、食欲不振等。恶心呕吐是胃肠道反应中最为常见的不良反应，在首次化疗时，医生往往会给予患者止吐药物，后续则会根据每位患者的不同反应来调整药物的使用。

若卧床时出现呕吐，应采取侧卧或半坐姿态，防止呕吐物被吸入气管，同时还应注意呕吐物的量和颜色等。在化疗期间，不要用勉强吃、勉强喝的办法来压住恶心和呕吐，可以通过选用气味清新的食物来缓解；不要食用不易消化的食物，如糯米、汤圆等，应尽量少食多餐，选择高蛋白、营养价值高的食物。

如果化疗期间不想吃饭怎么办？化疗对身体也是一种消耗，饭是一定要吃的。可以在进餐前进行适当的运动，并食用少许的开胃食品，如山楂等，尽量选取自己喜欢的食物刺激味蕾与食欲，还可通过改变加工方式使食物具有不同的色香味来增加食欲。

为了防止便秘的出现，可以适当增加膳食纤维的摄入，并增加饮水量，养成定时排便的习惯。在便秘严重时可向医生求助，使用一些促进胃肠蠕动的药物或软便导泻类药物。

骨髓抑制

骨髓抑制是化疗不良反应中最要命的一种反应。骨髓是我们造血的组织，若抑制骨髓的造血功能，那么体内的白细胞、血小板、红细胞等的合成就会受到阻碍。白细胞的缺乏可能导致患者出现各种感染，最常见的就是呼吸道的感染，严重时可出现高热，甚至感染性休克，从而危及生命；血小板的减少会导致凝血功能下降，患者全身各部位均可能出现出血；红细胞的降低会导致贫血的发生，患者表现为面色苍白、疲乏无力。

因此，在化疗期间，需着重注意监测和复查血常规，死死盯住检验单上的白细胞计数、中性粒细胞计数、血红蛋白和血小板计数等几个指标，若发现有降低的箭头标识，应及时与医生沟通，给予相应的处理措施；如果这些数值降低较多，会影响化疗的进程。

> 化疗的过程是十分痛苦且又极具压力的，患者的情绪在这个过程中十分重要。此时需要医生及家人的支持与鼓励，帮助患者乐观面对病情与化疗，积极主动配合治疗。

04 免疫与靶向——有目标的"杀手"

在取到胃癌病理组织后，除了进行病理检查，临床医生们往往还会做免疫组化，以获得癌组织内某些分子的表达水平等信息。也许很多患者及其家属在结果报告中会看到 HER2、PD-1 等词，前者是靶向治疗的重要靶点，后者是用于免疫治疗的分子。

靶向药物治疗是一种有靶点、有目标的针对性治疗方法，通过作用于特定致癌位点进行治疗。如同生物界中昆虫通过信息素辨认同类，靶向药物可识别特定的细胞，通过靶向特定的分子阻碍癌症的发展过程。目前常见的药物有曲妥珠单抗、雷莫芦单抗、阿柏西普、阿帕替尼等。其中曲妥珠单抗在临床中应用广泛，可以增加化疗的疗效，改善患者的预后。

人体具有很强大的免疫功能，免疫系统时时刻刻在监视体内外情况，如果发现有外来病原体入侵，会发挥免疫防御的功能；如果发现体内出现异常细胞，会及时进行免疫清除，因此免疫系统也被称为"人体内的清道夫"。但是肿瘤细胞十分狡猾，如同"披着羊皮的狼"，免疫系统无法识别其真伪而放过，肿瘤细胞因此得以疯狂扩增。肿瘤细胞之所以能给自己"披上羊皮"，是因为它改变了细胞表面的细胞因子的结构与成分。但是我们也想出了对策，针对这种变化研发出了特定药物，让肿瘤细胞无所遁形，这就是免疫治疗。目前常见的药物有信迪利单抗、纳武利尤单抗、帕博利珠单抗等。

> 🔔 虽然靶向治疗与免疫治疗均是相对有针对性的治疗方法，但它们的使用也会产生一些不良反应。除了之前提到的胃肠道反应、骨髓抑制外，还可能产生心脏毒性，导致垂体、甲状腺、肾上腺等功能紊乱。因此，需在治疗间期或治疗前定期复查相关检验指标，根据患者自身的客观情况，调整药物或剂量。

05 腹腔热灌注化疗——可以"烫"死癌细胞吗

　　一位 56 岁的患者被确诊为胃癌伴两肺转移，经腹腔镜探查，虽然未在腹腔内发现明显的癌灶，但是检测腹腔内脱落细胞病理大概率为癌性细胞，医生决定为其行腹腔热灌注化疗。经过几个周期的腹腔热灌注化疗和全身化疗等综合治疗手段，抑制了癌细胞的进一步转移。腹腔热灌注化疗到底是怎么发挥作用的呢？是用高温"烫"死癌细胞吗？

　　腹腔热灌注化疗，根据名称，我们可以发现其有 2 个特点，一是"热"，二是"化疗"，就是将含有化疗药物的液体加热至一定的温度后，持续循环恒温灌注入腹腔内，以清除腹腔内的游离癌细胞。一般在 43℃ 的条件下，热作用可以直接杀死癌细胞，但正常组织不受影响；除了化疗与热反应的协同外，大量灌注液也具有冲刷作用，能够杀灭微小病灶的癌细胞；且由于化疗药物作用于局部，减少了全身反应的发生。

　　治疗过程中会有心电监护与吸氧护理，一般患者可以耐受，可能出现发热、出汗、腹胀等不良反应。在治疗结束后，由于治疗过程中出汗可多补充水分，补充高蛋白、有营养且易消化的食物；避免食用辛辣、生冷等刺激性食物。

　　治疗的过程是持续且艰难的，需要家属的支持，鼓励与帮助患者积极接受治疗，美丽的心情是杀灭癌细胞的好帮手。

第十二章
胃肠癌术后康复有妙招

对于具有手术适应证的胃肠癌患者，根治性手术切除是治疗胃肠癌的主要办法，但手术的创伤应激以及消化道结构的重建可能导致术后存在一些并发症，影响后续患者的预后。因此，术后康复十分关键。

01 术后饮食是重点

失去了胃还能吃东西吗？这是很多人担心的问题。对于胃肠癌的患者，如果失去一段肠子，大家可能觉得还没什么问题；但如果失去一部分胃甚至整个胃，就会担心以后怎么吃东西的问题。

前面提到，胃的功能主要是储存、研磨消化食物，小肠的功能主要是吸收大部分营养物质，大肠则主要承担起"垃圾转运场"的作用。手术后，手术的创伤和刺激会使胃肠道处于应激状态，胃肠功能暂时被抑制。但随着精心调理和慢慢恢复，胃次全切除术后的患者，由于保留了部分胃，其消化功能会较快恢复；胃全切除的患者，通过手术拉上来与食管吻合的肠道也会代替胃，逐渐承担部分胃的功能。因此，胃肠癌术后的饮食安排要循序渐进，逐渐地从禁食→流食→半流食→软食→普通饮食过渡。

禁食

胃肠癌术后 1~4 天会让患者禁食、禁水。取而代之，给予营养的办法是肠外营养，也就是不经过胃肠道，采用静脉输液的方法，给予患者所需要的能量、电解质及营养元素等。在这个阶段，患者可能由于心理或者补液量等因素出现口渴、饥饿等问题，陪同人员要鼓励和看管患者，限制饮水、进食。如果患者口渴严重，可以用棉签蘸水润湿口唇部。一般在胃癌手术中会放置鼻肠管，可通过此管给予患者鼻饲饮食，术后第 2 天就可以嘱护士经鼻饲管给予患者糖、盐水的摄入。术后第 3 天可以给予患者不需要消化、容易吸收的小分子，如短肽。术后第 4 天则可给予整蛋白粉，也是鼻饲摄入。

流食

胃肠癌术后 5~10 天，如果患者已排气、排便，未诉腹痛、腹胀等不适，可先少量多次饮水，测试胃肠道有无不良反应。如果正常，可以喝米油等全流质无渣饮食，少量多次食用。注意进食间隔要达到 30 分钟，一天内最好不要超过 6 次，并非隔几分钟就喝一次。术后第 7 天，可通过消化道造影观察吻合口的愈合情况以及管腔是否通畅，若无明显问题，患者就可以离开医院，回家自行调理与休养，可安心进流食。

半流食

胃肠癌术后 10~14 天，如果患者全流食后没有腹痛、腹胀或恶心、呕吐等特殊不适，就可更改为稀软少渣的半流食。应尽量选择蛋白丰富、热量足够的食物，如鸡蛋羹、面片汤等，以满足机体对能量、热量的需要。但也要注意遵循少量多次的原则哦。

软食

术后 15 天后，因为半流食可能无法长期提供足够的能量，在半流食至少 3 天后，若无明显不适，可转为软食。软食就是软烂、易咀嚼、易消化的食物，可以选择面条、米粥等。为了使食物更加细软，可以在正常蒸煮时间下，延长时间，将面条或米粥煮得更加软烂。

普通饮食

术后 2~3 周，在适应软食至少 3 天无特殊不适后，可更改为正常饮食。但要注意营养均衡，合理搭配膳食。

在部分或全胃切除术后，有些患者可能会在进食甜食后出现心慌、出冷汗、恶心呕吐等症状，一般见于进食后半小时，持续 15~30 分钟可自行缓解，这被称为早期倾倒综合征，是由于高渗性食物短时间内进入肠道导致了一些血管活性物质的分泌所致。为防止出现这种情况，可控制进食速度。另外，低血糖也是容易发生的情况，这是由于食物大量进入肠道刺激胰岛素分泌增多引起的。所以应调整饮食，进食高蛋白、高脂肪、低碳水化合物的食物，同时少食多餐，避免偏甜的饮食。

说了这么多，总之请遵守以下原则：少食多餐、细嚼慢咽、合理搭配、营养丰富。

02 早期锻炼有必要

　　大多数人认为，手术后安静地躺在床上就好；或者尽管医生已经告知需要下床活动、咳嗽排痰，但是患者觉得伤口疼痛而拒绝自行锻炼。殊不知，术后个人早期的功能锻炼是很有必要的。

膀胱功能锻炼

　　由于胃肠手术时间较久，在术前会下置导尿管，以便于术中患者在全身麻醉状态下排尿以及术后身体液体出入量的计算。但是尿管长时间保留会增加尿道感染的风险，对于女性来讲这种风险更高。一般尿管留置2~3天，如能正常排尿，则可顺利拔除尿管。在拔除尿管前，会通过间断夹闭与打开的方式锻炼患者的膀胱功能。若未出现任何不适，则可拔除尿管，使患者恢复正常的自主排尿。

咳嗽排痰锻炼

　　胃肠外科病房中大多数的患者都是老年人，往往合并其他慢性疾病，如肺部疾病。术后患者往往处于平卧状态，会导致肺部黏液堆积甚至坠积，如果没有积极地将痰液排出，会导致坠积性肺炎等肺部感染的出现，不利于术后康复；严重时甚至会因呼吸困难影响生命。因此，医生往往会让患者通过雾化吸入一些具有分解黏液、帮助支气管收缩的药物来稀释痰液，辅助排痰。

　　另外，在平稳状态下，陪护人员应积极配合医生，协助患者咳嗽排痰。患者可以采取侧卧或者半坐体位，陪护人员将手掌微微握拳呈空心状，采取适当力度大小叩击拍打患者背部，鼓励患者排痰（图12-1）。

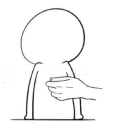

手掌呈微微掘拳空心状　　　适当力虚大小叩击拍打患者背都

图 12-1　辅助排痰示意图

除此以外，医院内也有机械辅助排痰装置，其振头可以通过纯机械振动对人体产生治疗力，避免了人工拍打的疲劳；还可以有效传导至肺深部组织，帮助排出深部细小气道内的痰液。在使用机械辅助排痰治疗时，陪护者应密切关注患者状态。

下床活动锻炼

在胃肠手术后，医生最常和患者说的话就是："今天排气、排便了吗？下床活动活动呀。"因此，在胃肠病房内，总能看到很多人在楼道内徘徊。胃肠术后的患者往往存在不同程度的腹胀，所以在允许的情况下应尽早下床活动，有助于促进胃肠蠕动。胃肠正常蠕动表明其功能正在恢复，患者的术后恢复速度也能大大加快。

此外，手术对患者来说是一个刺激，会导致患者处于应激状态，这种情况下，患者的血液是高凝状态的，如果长期卧床不动，极容易导致双下肢静脉血栓的形成，一旦血栓脱落，就有栓塞肺动脉甚至脑动脉的风险，而肺栓塞有致死性。若明确下肢深静脉并未存在血栓，可以进行双下肢气压治疗；或陪护人员经常为患者按摩，帮助患者活动下肢，以防止形成血栓。

必须重视术后早期锻炼，开始可以在床边将双腿搭在地上坐一坐，逐渐地可以沿着床边慢慢行走，之后可以在陪护下于病房走廊内来回走动。

03 预防贫血要做到

之前谈到，由于恶性肿瘤的消耗与侵蚀，脸色苍白、指甲发白、疲乏无力等贫血的症状会发生在胃癌的患者身上。而胃癌术后的患者同样也会出现贫血的表现，这是什么原因造成的呢？有哪些贫血的类型呢？

缺铁性贫血

缺铁性贫血是由于铁的减少导致血红素合成减少，在光学显微镜下可以观察到此类红细胞形态变小，故也称为小细胞低色素性贫血。铁在体内主要以二价铁的形式存在，主要在十二指肠和空肠上段被吸收。缺铁性贫血的原因不外乎就是铁吸收不足或丢失铁过多，或是需铁量增加而摄铁量不足。

胃癌术后缺铁性贫血的原因是铁吸收障碍。缺失了一部分胃后，胃酸分泌减少，且食物可迅速进入空肠，会导致食物在铁主要吸收部位停留时间过短，从而使铁吸收减少。而胃肠道慢性失血、胃肠道恶性肿瘤等会导致长期慢性失铁，若未纠正，也会导致缺铁性贫血的发生。因此，胃癌术后的患者需着重注意血常规指标，定期复查。

在平时生活中可以多食用含铁量丰富的食物，如菠菜、木耳等蔬菜以及动物肝脏、肉类等。相较于蔬菜类食品，机体对于动物性食品中铁的吸收率更高，可达 20%。如果发现存在缺铁性贫血，首选治疗方式是口服铁剂，如硫酸亚铁或右旋糖酐铁等。但要注意茶、乳类会影响铁剂的吸收，而肉类、维生素 C 则可增强铁的吸收。

巨幼细胞性贫血

巨幼细胞性贫血是胃癌术后另一种贫血，主要是由于各种原因导致叶酸或维生素 B_{12} 绝对或相对缺乏，或是维生素 B_{12} 利用障碍，最终造成贫血。正常情况下，胃黏膜的壁细胞会分泌一种名为内因子的物质，其与维生素 B_{12} 结合，可以保护维生素 B_{12} 免受胃肠道内消化液的影响，最终到达回肠末端被吸收入血。胃癌术后患者因为缺乏内因子而导致维生素 B_{12} 吸收障碍，更易患巨幼细胞性贫血。所以，胃癌术后患者应注意补充维生素 B_{12}，以防贫血发生。维生素 B_{12} 主要存在于动物食物中，如动物肝脏、鱼、肉类以及乳制品等。如若证明存在巨幼细胞性贫血，可通过口服甲钴胺片补充维生素 B_{12}。

胃癌术后患者往往存在营养不良，原料缺乏，从而发生贫血。除日常食补外，应在治疗前明确贫血的性质，进行针对性治疗。

04 促进蠕动防胃瘫

> 对于胃肠癌术后的患者，促进其胃肠功能重建，早日让患者恢复日常饮食是一件大事。

手术应激可导致胃肠内脏感觉神经敏感性增加，胃肠蠕动减少，肠源性激素分泌紊乱，术后胃肠动力恢复延迟；应激状态下由于交感神经系统兴奋，肠黏膜血管强烈收缩，血流灌注减少，可造成肠黏膜屏障受损。此外，由于改变了原有的食物消化吸收通路，重建消化道，残胃容积减少甚至缺失，也会使蠕动较差，胃肠动力恢复受到影响，患者排气、排便会受到影响。胃肠癌术后，如果患者存在未排气、排便的情况，则需尽早采取措施，防止腹胀甚至残端瘘、吻合口瘘等并发症的出现。

胃瘫综合征是胃癌术后的常见并发症之一，又称为残胃无力、胃排空延迟，是消化道术后出现的以胃肠道非机械性梗阻为主要征象的一种功能性疾病，其特征为胃排空延迟或胃排空障碍。患者一般表现为进食后出现腹痛、腹胀，并伴有恶心、呕吐，呕吐物多为绿色；由于丢失胃肠液或未及时补液，容易引起水电解质紊乱、酸碱失衡等并发症，严重者甚至死亡，严重影响患者的术后恢复及生活质量。

首先，胃肠癌术后患者自身要尽早下床活动，可在家属陪同下在病房走廊内来回活动，不要因伤口疼痛而久卧病床。另外两头治疗，从上可以服用乳果糖顺滑胃肠道，促进大便排出；从下可以采用甘油灌肠的办法来通便。有一类药物可以促进胃肠蠕动，如必利类，这类药物被证实可以缩短胃肠癌术后排气排便所需的时间。

除了服药、灌肠，还有一个重要穴位——足三里（图12-2）。在临床工作中，医生常将新斯的明注射于患者的足三里穴，可以获得很好的效果；平时陪护人员也可替患者按摩此穴位，促进其胃肠蠕动能力的恢复。

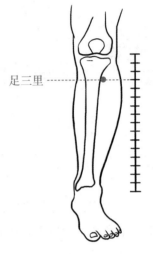

足三里

图 12-2　足三里穴位图

 胃肠癌术后的患者一定要遵医嘱饮食与活动，医生与患者协同配合，才能共同助力术后胃肠功能的恢复。

第十三章
"以讹传讹"不可信

有人问，一家人中有一个人患了胃肠癌，那这家人是否都会得胃肠癌？癌症会传染吗？会遗传给后代吗？营养越好，癌细胞就长得越快吗？接下来将带大家了解关于胃肠癌的认知误区。

01 胃肠癌会传染吗

一位 70 多岁的女性患者因为持续腹痛、便中带血前往医院就诊，确诊为结肠癌。听了医生的分析后，陪她来看病的丈夫主动跑来和医生说："她的那些情况我也有啊！"医生立刻给他预约了肠镜检查，结果发现 4 处息肉，其中 2 处已经癌变。无独有偶，杭州也有一对夫妻一周内双双确诊胃癌。夫妻俩同患一种癌症，是否意味着癌症也会传染？

我们常听到"夫妻相"这个词，夫妻之间相处久了，行为举止甚至音容样貌都会变得相似。但是"夫妻癌"大家听过吗？其实癌症本身并不会传染，"夫妻癌"的产生，根本在于夫妻俩高度相近的生活方式，与饮食习惯、情绪等有关。

曾有报告提出了"家族癌"的概念，就是说在某些家族中，有一人患癌症，其他成员可能同样患癌症，既可同时发生，也可先后出现，患癌部位可相同，也可不相同。值得说的是，这种家族癌的发生并非局限于夫妻关系，父子、母子、兄弟姐妹均包含其中。以上面提到的第一对夫妇为例，他们双双患上肠癌与俩人一致的不良饮食习惯脱不了干系。夫妻二人平时生活节俭，经常吃剩饭剩菜，而且俩人在饮食偏好上都属于"重口味"。相似的不良生活方式最终让夫妻二人不幸患癌。

中医认为，人体疾病的发生是先天因素与后天因素共同作用的结果，且后天因素可以影响先天。西医专家们也认为，遗传因素仅是基础，80% 以上的癌症是由不良的生活方式引起的。作为"吃出来的癌症"中的代表，胃肠癌的发生与饮食密切相关，夫妻双双患癌的事件也就不难理解了。

> "夫妻癌"这一说法，并不是说夫妻一方患癌，另一方就在劫难逃。重要的是给大家一个警示，要好好审视自己及家人的生活方式，改变不良习惯迫在眉睫。

02　胃肠癌会遗传吗

"爷爷60岁因为胃癌走了，爸爸50岁确诊胃癌了，癌症是不是会遗传，我该怎么办？"癌症到底会不会遗传？

对于胃癌来说，其具有明显的家族聚集倾向，家族发病率高于普通人群2~3倍。家族聚集性的肿瘤特点有3个。

多发： 家族血亲中有2个以上患同类癌，通常涉及家族中的多个成员，可能是一代人或多代人。

高发： 家族聚集性肿瘤在某个家族中的发生率明显高于一般人群，这可能是由于家族中存在一种特定的基因变异或易感基因，增加了患特定肿瘤的风险。

年轻： 与一般肿瘤患者相比，家族聚集性肿瘤患者通常在相对年轻的时候就发病，这是因为遗传因素可能使他们更容易受到肿瘤的影响。若是家族遗传性癌症，那么患同一种癌症的亲属越多，诊断癌症时的年龄会越小。

肿瘤的遗传并不等同于遗传病。各种因素的作用导致发生有害的基因突变并积累，而基因是会从父母传递给下一代的，肿瘤的遗传性是指遗传该类肿瘤的易感性。也就是说，子女可能只是携带有父母传递的癌症易感基因，并非一定会患癌，后天因素在其中也发挥了重要的作用。因此，当我们没有办法干预基因的时候，注重健康的生活方式是一个很好的办法。

家族里存在多个同种癌症患者并不意味着自己一定会患癌症，早筛早检即可。对于家族中有胃癌患者的人群，建议从40岁开始接受胃镜筛查；对于家族中有结肠癌患者的人群，建议接受结直肠癌筛查的起始年龄为40岁或比一级亲属中最年轻的患者提前10岁。

03 吃得越好，胃肠癌长得越快吗

罹患胃肠癌的患者可能会有这样一个问题，如果吃得较好、进食多，虽然对身体有益，但会不会把肿瘤细胞也"喂饱"，让肿瘤长得更快？

答案是否定的。胃肠癌本身是一种恶性的消耗性疾病，由于能量消耗的增加和营养摄取的不足，以及癌症本身对消化道的生理和功能造成影响阻碍物质吸收，胃肠癌晚期的患者常常处于消瘦、贫血、营养不良等状态，这也就是平常所说的恶病质。在这种状态下，由于缺乏足够的营养，机体各方面都处于极低的活动水平。但是恶性肿瘤细胞不会在乎身体的状态，它们只会疯狂地掠夺营养，而且在和正常细胞的争夺战中，肿瘤细胞是那个得意的战胜者。如果吃得少、吃得没有营养，那将更加消耗自己的身体，加速疾病恶化。癌细胞没被"饿死"，正常细胞反倒因为缺少营养不工作了，真是"杀敌一千，自损八百"。所以，这种表面上的"饥饿疗法"并不可取。

营养是治疗的基础，如果没有一个好底子，后续很多治疗可能都难以支持。一个拥有良好营养支持的患者，对于治疗的耐受性明显好于营养状况差的患者。研究表明，癌症患者膳食热量应至少比平时增加20%。

> 要鼓励患者尽可能保证营养，不但不能不吃、少吃，反而要吃得好、吃得营养均衡。但是要避免吃熏制、烧烤类的食品，建议选择高蛋白类食物和蔬菜、水果等，适当增加营养。

04 吃肉助长癌细胞，吃素更好吗

很多患者坚信"吃肉对身体不好"，他们认为肉类会助长癌细胞增殖，所以总是吃素食。这样是合理的吗?

如果长时间吃素食，机体会得不到足够的优质蛋白质，并且获取能量热量不足还会造成免疫功能下降，增加感染风险。

多项研究发现，高红肉和加工肉（如香肠、培根等）摄入与结肠直肠癌的风险增加有关，而素食则能提供更多纤维、抗氧化剂和其他植物营养素，与降低结肠直肠癌、乳腺癌和前列腺癌等多种癌症的风险相关。但是需要指出的是，多种因素（如遗传、生活方式、烹饪方式等）均会对癌症的发生风险产生影响，所以食用肉类与癌症风险相关的说法也并非绝对。

此外，素食并不意味着一定比非素食更健康。调查发现，100% 的癌症患者平时摄入了过多的糖，同时伴有蛋白质摄入不足的情况。肉类和素食类可供应人体不同的营养成分，如果只吃素食，就会导致一些营养素（如维生素 B_{12}、钙、铁等）的不足。因此，应确保膳食的全面性和均衡性。

> 吃肉并不会助长癌细胞的生长，建议肿瘤患者以低糖、高蛋白质饮食为主，并且应均衡饮食，保证充足的营养物质（维生素、矿物质）的供应。合理科学的营养支持不但不会促进肿瘤的生长，还会对肿瘤的抑制有很大的帮助。

05 不吃糖能饿死癌细胞吗

对于肿瘤患者，往往会有这样的困惑：到底能不能吃糖？糖类是细胞首选的能量来源，既往的研究显示癌细胞也很爱吃糖，那么吃糖不就是在给癌细胞提供能量吗？不吃糖能饿死癌细胞吗？

在患有 2 型糖尿病的人群中，患癌的风险是大大增加的。有研究发现，糖尿病患者患结直肠癌的危险度是非糖尿病患者的 1.72 倍，结直肠癌组有糖尿病家族史者的比例显著高于对照组。2 型糖尿病患者体内存在胰岛素抵抗，会导致体内胰岛素相对不足，使血液呈现高糖状态，癌细胞最喜欢这样的环境，这些丰富的葡萄糖都将是癌细胞的美味食物；而肿瘤细胞糖酵解的终产物是乳酸，高浓度乳酸形成的酸性环境有利于肿瘤的血管生成和肿瘤的浸润与侵袭等过程；癌细胞消耗的葡萄糖能比普通细胞多 2~10 倍。

如果不吃糖就能饿死癌细胞，那么癌症就没有那么可怕了，因此不必极端地禁糖。世界卫生组织建议：每天糖的摄入量应控制在 50g 以内，最好不超过 25g。水果中的糖大部分是果糖，其代谢不需要胰岛素的参与，对血糖和胰岛素的影响很小，最重要的是，水果中富含膳食纤维、维生素 C 和抗氧化剂等物质，有助于预防癌症。但水果中也含有葡萄糖、蔗糖等，所以也要适量食用。另外，某些精制糖容易被人体吸收进入血液，使血糖升高，癌细胞会很快争夺摄取吸收，所以应限制精制糖的食用，如白糖、红糖、方糖、砂糖和果葡糖浆等。

> 总的来说，高糖饮食可能与某些癌症的风险增加和恶化相关。保持适度的糖摄入以及营养均衡的饮食，结合健康的生活方式，对预防和控制癌症的发展是有益的。

第十四章
养护胃肠的灵丹妙药

当出现胃肠方面的问题，注意日常生活中的饮食与生活习惯的改变是打响胃肠保卫战的第一枪。除此之外，常备一些有效的"灵丹妙药"也是有必要的。有哪些药是可以自己买到的？有哪些药是有效的呢？本章将介绍一些胃肠道常用的非处方药，供大家参考。

01 处方药与非处方药的区别

很多人表示，药经常吃，但却不知道药有处方药与非处方药之分，更不了解其中的差别。为什么药物分为处方药和非处方药呢？二者具体有何差别？

处方药必须凭执业医师或执业助理医师的处方才可调配、购买和使用，这些药物通常有一定的不良反应或潜在影响，用药方法和时间都有特殊要求。为减少滥用药物和不安全用药问题的发生，防止滥用药物导致的患者健康损害等，故设立处方药。

非处方药不需要凭执业医师或执业助理医师的处方即可自行判断、购买和使用。这些药物通常用于治疗一些较轻微的疾病或症状，具有较低的风险和较少的不良反应，可以根据药物说明书进行使用。

一般情况下，非处方药包装上有专有标识，为椭圆形背景，上写着"OTC"三个英文字母（图 14-1）。OTC 中又分甲类（OTC 标志背景为红色）和乙类（OTC 标志背景为绿色）。

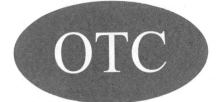

甲类非处方药（红色）

必须在医院、药店出售

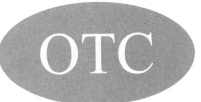

乙类非处方药（绿色）

除在医院、药店出售外，还可在药品监管部门批准的超市、百货商店等地方销售。安全性更高、不良反应更小

图 14-1　甲类和乙类 OTC

除此之外，有些药既是处方药，也是非处方药。这类药品称为"双跨药"，其非处方药往往是由处方药转变而来，这种转化通常符合条件"限适应证、限剂量、限疗程"。当其作为非处方药时，推荐剂量较小，适合短期服用，有需求者可自行判断购买；但若作为处方药，则使用剂量大，需在医生指导下使用。

> 🔔 非处方药也是药，用药不能随心所欲，需严格按照药品说明书，明确适应证、禁忌证和用法用量等，不要擅自改变用药方法或用药途径。如出现不良反应，应及时停药，严重者应及时去医院就诊。另外，如果需同时服用几种药物，需要格外注意药物间有无相互作用，这时候更要细心留意药品说明书，对于有疑问的地方，一定要咨询专业医务人员，不要随意用药。

02 调节肠道菌群的制胜法宝

前文讲到肠道菌群可以影响肠道健康，甚至与一些全身疾病发病相关。肠道菌群失衡时可能导致排便不规律、便秘、腹泻和消化不良等发生。既然肠道菌群如此重要，当肠道菌群失调时又该如何调节呢？

双歧杆菌三联活菌肠溶胶囊 / 双歧杆菌乳杆菌三联活菌片（OTC乙）

【适应证】主要用于治疗因肠道菌群失调引起的急慢性腹泻、便秘，也可用于治疗中型急性腹泻、慢性腹泻及消化不良、腹胀。

【药理作用】此药物为活菌复方制剂，其成分组成了一个在不同条件下均可生长、作用快而持久的联合菌群，可直接补充人体正常生理细菌，在整个肠道黏膜表面形成一道生物屏障，阻止致病菌对人体的侵袭，抑制有害菌产生内毒素，从而维持人体肠道正常的生理功能。

此药物为活菌制剂，应冷藏保存（2~10℃），口服时用40℃以下的温水送服。

03 解救"胃肠抽筋"

生活中，很多人应该都遇到过这种情况：胃肠突然一阵绞痛，就像有无形的手在翻动搅拧着，这种胃肠抽筋的表现称为胃肠痉挛。当出现胃肠痉挛时，该如何解救自己呢？

氢溴酸山莨菪碱片（双跨药）

【适应证】适用于缓解胃肠道痉挛所致的绞痛。

【药理作用】本药可显著缓解胃肠道平滑肌痉挛。

【禁忌证】出血性疾病、脑出血急性期、青光眼、前列腺肥大、尿潴留患者禁用；严重心衰、心律失常、严重肺功能不全患者应慎用。

> 本药用药不得超过 1 天，若症状未缓解应及时就诊；应按说明书用法用量执行，用量较大时可出现心率加快，排尿困难等，甚至出现抽搐、昏迷等。

颠茄片（双跨药）

【适应证】适用于胃及十二指肠溃疡，胃肠道、肾、胆绞痛等。

【药理作用】本药为胃肠解痉药类药物，可解除胃肠道平滑肌痉挛、抑制腺体分泌。

【禁忌证】前列腺肥大、青光眼患者禁用；哺乳期妇女禁用。

> 本药用量大时可引起心悸、视物模糊、头晕等，中度用量可导致神志不清、谵妄、幻觉；一旦服用过量或不良反应严重，必须立刻就医。

04 助力胃肠消化的"良药"

　　胃肠是消化吸收的重要器官，如果胃肠罢了工，可能饭没吃几口就已经有了饱腹感，可能总是感觉腹胀不消化，可能排便不规律、经常便秘，甚至会出现腹痛。助力胃肠消化的药物有哪些呢？

多潘立酮（OTC 甲）

　　【适应证】用于消化不良、腹胀、嗳气、恶心、呕吐、腹部胀痛。

　　【药理作用】本药直接作用于胃肠壁，可增加胃肠道的蠕动和张力，促进胃排空，增加胃窦和十二指肠运动，协调幽门的收缩，同时也能增强食道的蠕动和食道下端括约肌的张力，抑制恶心、呕吐。

　　【禁忌证】机械性消化道梗阻、消化道出血、穿孔患者禁用；增加胃动力有可能产生危险时禁用；分泌催乳素的垂体肿瘤（催乳素瘤）、嗜铬细胞瘤、乳癌患者禁用；中重度肝功能不全的患者禁用；已知对本药过敏者禁用。禁止与酮康唑口服制剂、红霉素或其他可能会延长 Q–Tc 间期的 CYP3A4 酶强效抑制剂（如：氟康唑、伏立康唑、克拉霉素、胺碘酮、泰利霉素、伊曲康唑、泊沙康唑、利托那韦、沙奎那韦、特拉匹韦）合用。

　　本药宜饭前 15~30 分钟服用；如用药 3 天后症状未缓解请就医，本药使用时间一般不得超过 1 周；心脏病患者、接受化疗的肿瘤患者、电解质紊乱的患者应用时需慎重，本药有可能加重心律紊乱；药物过量可导致儿童神经系统异常，应严格根据体重制定用药剂量。

　　格外提醒的是，绝不能随意服用多潘立酮，需严格关注用药禁忌，禁止随意服用本药物。

05 减轻便秘有妙招

正常的大便是香蕉状软便，排便频率大概为一天一次或两天一次；便秘时可能出现羊粪样便，且排便时可能伴有疼痛感。除了改变饮食与生活习惯外，有哪些药物可以发挥作用呢？

乳果糖口服液（双跨药）

【适应证】用于慢性功能性便秘。

【药理作用】乳果糖属于人工合成的不吸收性双糖，具有双糖的渗透活性，可使水、电解质保留在肠腔而产生高渗效果，是一种渗透性泻药，且对肠道无刺激性。

【禁忌证】糖尿病患者慎用；对半乳糖不能耐受者不宜服用；阑尾炎、肠梗阻、不明原因的腹痛者均禁用。

> 本药剂量过大可引起腹部不适、胃肠胀气、厌食、恶心、呕吐及腹泻，腹泻严重时应减少剂量，在治疗初期容易发生。如服用过量，应立即停药并立即求助于专业医务人员。

甘油灌肠剂（双跨药）

【适应证】用于清洁灌肠或便秘。

【药理作用】本药为滑润性泻药，作用温和。药物注入直肠后，不被吸收，能润滑、刺激肠壁，软化大便，使其易于排出。

【禁忌证】肠道穿孔患者禁用；恶心呕吐、剧烈腹痛等患者禁用；痔疮伴有出血患者禁用。

本药在冬季使用时，宜用40℃温水预热后再使用。

开塞露（双跨药）

【**适应证**】用于便秘。

【**药理作用**】本药能润滑并刺激肠壁，软化大便，使其易于排出。

使用本药时将容器盖打开，注意注药导管的开口应光滑，以免擦伤肛门或直肠；涂少许油脂润滑后缓慢插入肛门，然后将药液挤入直肠内。

06 胃黏膜的"保护伞"

胃黏膜是由上皮层、固有层和黏膜肌层三部分共同组成的一层黏膜组织，承担着分泌胃酸、胃蛋白酶原、胃黏液的重要作用。反复饮食冲刷以及各种不利因素的刺激都可能对胃黏膜造成损伤，那应该怎么养护胃黏膜？胃黏膜受损时可以选用哪些药物？

奥美拉唑肠溶胶囊（双跨药）

【适应证】用于胃溃疡、十二指肠溃疡、胃食管反流病和佐林格 – 埃利森综合征（胃泌素瘤）。

【药理作用】奥美拉唑为苯并咪唑类化合物，是质子泵抑制剂，可以从小肠吸收后经血液循环在胃壁浓集，从而阻断胃酸分泌的最后步骤，可使基础胃酸分泌和刺激状态下的胃酸分泌均受抑制。

> 肠溶胶囊不宜嚼碎服用，以免药物过早释放影响疗效；使用本药超过7天症状未缓解请及时就医；2个月内不得再次服用本药，若症状反复发作，应尽早就诊；吞咽困难或疼痛、呕血、便血或黑便时应谨慎使用，不要盲目服药延误病情。

盐酸雷尼替丁片（双跨药）/ 盐酸雷尼替丁泡腾颗粒（OTC 甲）

【适应证】用于缓解胃酸过多所致的胃痛、胃灼热感（烧心）、反酸。

【药理作用】此类药物为 H_2 受体抑制剂，具有抑制胃酸分泌的作用。口服后经胃肠道吸收迅速。

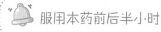

硫糖铝片 / 分散片 / 咀嚼片（双跨药）

【适应证】用于治疗胃及十二指肠溃疡、胃炎；用于慢性胃炎及缓解胃酸过多引起的胃痛、胃灼热感（烧心）、反酸。

【药理作用】本药是胃黏膜保护剂，在酸性环境下可解离出硫酸蔗糖复合离子，复合离子聚合成不溶性的带负电荷的胶体，能与溃疡或炎症处带正电荷的蛋白质渗出物相结合，形成一层保护膜，从而抵御胃酸对黏膜的侵袭，促进溃疡的愈合。硫糖铝还具有吸附胃蛋白酶、中和胃酸、胆汁酸的作用，能促进内源性前列腺素 E 的合成以及吸附表皮生长因子，使之在溃疡或炎症处浓集，有利于黏膜再生。

> 本药连续使用不得超过 7 天，若症状未缓解，请及时就医；习惯性便秘、肝肾功能不全等患者慎用。

枸橼酸铋钾片 / 胶囊（OTC 甲）

【适应证】用于胃及十二指肠溃疡、慢性浅表性胃炎以及伴有幽门螺杆菌感染时；用于慢性胃炎及缓解胃酸过多引起的胃痛、胃灼热感（烧心）和反酸。

【药理作用】本药为胃黏膜保护剂，不中和胃酸，也不抑制胃酸分泌，可在溃疡表面或溃疡基底肉芽组织形成一种坚固的氧化铋胶体沉淀，成为保护性薄膜，从而隔绝胃酸、酶及食物对溃疡黏膜的侵蚀作用，促进溃疡组织的修复和愈合。另外，本药能与胃蛋白酶发生螯合作用而使其失活，铋离子能促进黏液的的分泌，对溃疡愈合也有一定的作用；同时本药还有杀灭幽门螺杆菌的作用，对治疗消化性溃疡和胃炎均有益。

> 服用本药前后半小时不要喝牛奶、抗酸剂或其他碱性药物。

铝碳酸镁片（双跨药）

【**适应证**】用于胃及十二指肠溃疡、急慢性胃炎、胆汁反流性胃炎、食管炎，以及非溃疡性消化不良。症见胃灼痛、反酸、烧心、饱胀、早饱、恶心、呕吐等。

【**药理作用**】此药是抗酸与胃黏膜保护类药品，具有独特的大分子层状网络结构，能迅速改善或缓解胃酸过多引起的各种病症。铝碳酸镁可迅速中和胃酸，可逆性结合胆酸，保持胃内 pH3~5 的最佳治疗生理环境，持续阻止胃蛋白酶和胆酸对胃的损伤；还能增强胃黏膜保护因子的作用，促进病变部位更快、更好地痊愈。

> 本药宜餐后 1~2 小时、睡前或胃部不适时服用。

07 止泻药有哪些

有人认为拉肚子不是大事，但往往这种常见的问题才容易让人忽略。腹泻时应及时自医，持续腹泻严重时应及时就医，防止出现脱水、电解质失衡等严重的情况。腹泻时应该怎么自医呢？下面我们一起来了解这些止泻药。

蒙脱石散（OTC甲）

【适应证】用于成人及儿童急、慢性腹泻。

【药理作用】天然蒙脱石微粒粉剂具有层纹状结构和非均匀性电荷分布，对消化道内的病毒、病菌及其产生的毒素、气体等有极强的固定、抑制作用，可使其失去致病作用；此外对消化道黏膜还具有很强的覆盖保护能力，能修复、提高黏膜屏障对攻击因子的防御功能，具有平衡正常菌群和局部止痛的作用。

盐酸小檗碱（OTC甲）

【适应证】用于肠道感染，如胃肠炎、腹泻。

【药理作用】本药对细菌只有微弱的抑菌作用，但对痢疾杆菌、大肠埃希菌引起的肠道感染有效。

【禁忌证】溶血性贫血患者及葡萄糖-6-磷酸脱氢酶缺乏（又称"蚕豆病"）患者禁用。

第十五章
中医治胃肠有疗效

中医是中华传统文化，在诊断和治疗胃肠疾病方面独有功效。中医治疗讲究忌口、讲究饮食，采用的方法也绝非仅仅熬中药这么简单。本章一起来了解一下。

01 中医教你辨胃病

中医学理论认为，脾胃为"后天之本"，脾胃同居中焦，为气机升降及水饮上达下输之枢机。脾主升，胃主降，脾胃功能正常，则清气得升，浊阴得降；肝主疏泄，调畅气机，三者相互配合，就能保证消化、吸收和传输功能的正常运行。

脾胃功能失常，则升与降失调；而脾、胃、肝三者不调，就可能出现胃痛等症状，渐渐发展为慢性胃病。慢性胃病病因较多，病机复杂，常因冷热失调、情绪变化、饮食不调等诱发或加重，可为脾胃本身自病，亦可由其他脏腑病变影响所致。胃病的类型可分为以下几种。

①寒邪客胃

常见症状：胃痛暴作，遇寒重，得温轻，不渴或思热饮。

治法：温胃散寒，行气止痛。

推荐方药：香苏散合良附丸。

②宿食积滞

常见症状：胃脘疼痛，胀满拒按，呕吐不消化食物，吐后减轻，大便不爽。

治法：消食导滞，和胃止痛。

推荐方药：保和丸。

③湿热中阻

常见症状：胃脘疼痛，口干口苦，口渴而不思饮，小便黄，大便不畅。

治法：清化湿热，理气和胃。

推荐方药：清中汤。

④肝气犯胃

常见症状：胃脘胀痛，痛连两胁，烦恼时加剧，嗳气后痛轻，胸闷嗳气，大便不畅。

治法：疏肝解郁，理气止痛。

推荐方药：柴胡疏肝散。

⑤肝胃郁热

常见症状：胃脘灼痛，烦躁易怒，口干口苦。

治法：平逆散火，清热和胃。

推荐方药：化肝煎。

⑥瘀血内阻

常见症状：胃脘刺痛，固定痛，按之加剧，饭后加剧，或有吐血、黑便。

治法：化瘀通络，理气和胃。

推荐方药：失笑散合丹参饮。

⑦胃阴不足

常见症状：胃脘隐痛，口燥咽干，消瘦乏力，大便干结；舌红少津，脉细数。

治法：养阴益胃，和中止痛。

推荐方药：一贯煎合芍药甘草汤。

⑧脾胃虚寒

常见症状：胃痛，空腹加剧、饭后缓解，四肢畏寒，下身水肿，易长胖，大便稀薄，不成形；舌体厚腻，脉虚弱或迟缓。

治法：温中健脾，和胃止痛。

推荐方药：黄芪建中汤。

那么该如何调理胃病呢？首先自律饮食，恢复饮食节律，按时按点吃饭，吃温软食物养胃，避免生冷、干硬等难以消化的食物；再者对于肝胃不和的人，建议平时多按揉太冲穴（在足背，第1、2跖骨间，触及动脉搏动处），能够较好地疏通肝气，调理胃病；另外别忘了胃是个情绪器官，还要保持心情愉悦，放松精神。

02 治疗老胃炎，中医有妙招

慢性胃炎是指不同原因引起的胃黏膜的慢性炎症病变，病程长，病情反复，临床以胃脘胀痛、嗳气、无规律性发作为主要症状。中医学讲究"急则治其标，缓则治其本"，对于症状并非很严重的慢性胃炎，治其根本才是硬道理。因此，治疗养胃的过程是缓慢的，朋友们切勿急躁。

健康饮食

胃病三分靠治，七分靠养。中医认为饮食是治疗胃炎的第一要素。建议拒绝暴饮暴食，避免辛辣、油腻、刺激性食物，减少咖啡因和酒精的摄入。可以选择易于消化的食物，如粥和蒸煮的食物，不要总是大鱼大肉的给胃增添工作负担哦。一日三餐，按时定量，同时应尽可能保持规律的作息。

调理情绪

我们的情绪和胃相互影响，在情绪低落时，胃病很可能没有眼色地找上门，而身体不舒服还会搅得心理更加难受。因此，养胃很重要的一点就是保持轻松愉悦的心情。不仅如此，面对胃部不适等疾病时，要尽量保持健康、乐观的态度，了解胃病相关知识，正确认识疾病，不要盲目听信网上的各种诊断，过于焦虑，被"吓"出毛病。

中医特色治疗

如果简单的饮食、情绪调理等方法并不能改善胃部不适症状，说明还要借助外界的帮助，这时候可以尝试中药、针灸、按摩、艾灸等方法。中医用药讲究因人而异，一人一方，用药选择并非千篇一律，具体的药方选择需在专业医生指导下进行；针灸可以通过调整经络和气血运行，促进胃部血液循环，缓解胃炎症状，但也需要寻求专业人士的帮助。

（1）摩腹

平时自觉胃部不适时可以自己按摩腹部：双手重叠，按在肚子上，以肚脐为中心，顺时针按摩腹部（图 15-1）。

（2）点穴

图 15-1　顺时针按摩腹部

当出现打嗝、腹胀等情况时，可以放松自己，慢慢呼吸，缓慢吐气的同时按压肚脐以上大约 5 指的位置，也就是中脘穴（图 15-2）。

除了中脘穴外，还可以尝试内关穴、足三里穴、大陵穴等穴位（图 15-3、图 15-4）。内关穴在腕横纹中央上 2 寸，按此穴位具有止吐的作用，对于胃痛并伴有恶心呕吐者十分适用；大陵穴位于手掌与手臂交界处，大约在第二条腕横纹的中点，按此穴位可以去除脾胃之热。

（3）艾灸

艾灸也是中医常用方法，可在膻中穴（图 15-2）、足三里穴（图15-4）、大椎穴（图 15-5）等与胃肠相关的穴位进行艾灸（图 15-6），每次 15~20 分钟。

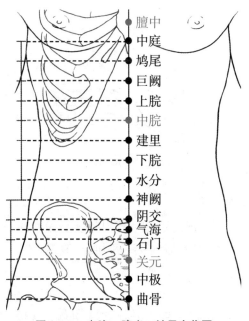

图 15-2　中脘、膻中、关元穴位图

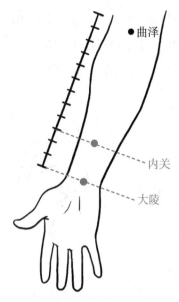

图 15-3 内关、大陵穴位图

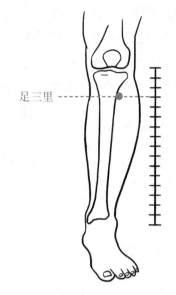

图 15-4 足三里穴位图

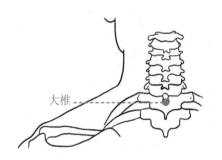

图 15-5 大椎穴位图

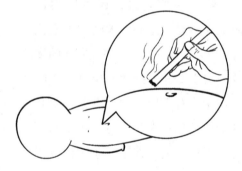

图 15-6 腹部艾灸

膻中穴位于胸骨中线上，第 4 肋间凹陷处，是胃经和脾经的交会穴，艾灸此穴可以调理脾胃功能，改善消化不良、胃脘胀闷等症状。

足三里穴位于小腿前外侧，胫骨前缘下 3 寸（约 4 指宽度），是胃经的重要穴位，艾灸此穴可以帮助调理胃肠的功能。

大椎穴位于颈后中线上，第 7 颈椎棘突下凹陷处，艾灸此穴可以升提全身的阳气。

艾灸时应注意：艾灸需要在安全的情况下进行，避免火灾和烫伤等危险。可使用厚度适中的艾绒或艾条，确保火源稳定、不会掉落。对于孕妇、患有出血性疾病者、皮肤破损或感染者等特殊人群，则应谨慎进行艾灸。

慢性胃炎的治疗需根据具体个体情况而定。养胃之路漫漫，我们可以一边摸索，一边总结，以自身经验结合专业中医医生的个性化治疗方案，探索出一条适合自身的养胃之路。若胃炎发作频率增多、胃痛程度更加剧烈、缓解时间延长，还是应前往正规医疗机构进行就诊，及时做相关检查，警惕疾病的进展。

03 治疗结肠炎，中医来助力

慢性结肠炎是肠道的慢性炎症，是一类病期长，病情反复、迁延不愈的疾病。中医对于慢性肠炎的治疗通常采用综合调理的方法，目的是改善肠道功能，调节免疫系统，减轻炎症反应，并缓解症状。

慢性结肠炎患者多呈现间断性腹痛、腹胀、腹泻、消化不良等症状，特别是遇冷、进油腻之物后较为明显；还会出现大便次数增加，肛门下坠，排便不爽，大便不成形，严重者可见黏液便、水样便，甚至黑色的血便。时间久了患者可能出现面色不华、精神不振、四肢乏力、少气懒言、喜温怕冷等情况，病情严重者可并发肠出血、肠穿孔等，甚至迁延不愈发展至癌症。

中医对结肠炎的认识

中医认为久病伤阳，易致脾阳虚，且脾主运化，脾虚则运化无力，清阳不升，就会出现腹泻、乏力等症状。总体治疗原则是益气健脾，理气止痛。与慢性胃炎相似，治疗慢性结肠炎也可以选用中药、针灸、按摩等方法。

（1）中药

中药方剂需依靠专业医生选择，但是可以自行选择一些能调养慢性肠炎的药膳，如白芍饮、人参山楂茶、党参白术饮、黄芪薏米粥等。

（2）针灸

针灸可以通过刺激相关的穴位来调节肠道的功能和免疫系统，但也需要寻求专业人士的帮助。

（3）推拿按摩

中医推拿按摩可以通过刺激腹部、腰背部等的穴位和经络，增强肠道蠕动，改善消化功能，缓解症状。可以选择几个与胃肠相关的经络穴位进行自我按摩，如中脘穴、足三里穴、关元穴等（图15-2），使用适度的力量，以顺时针方向进行按摩，每次5~10分钟。

（4）饮食调理

除此之外，中医非常注重饮食对于慢性肠炎的调理。一般建议患者避免辛辣刺激、油腻食物，减少膳食纤维的摄入，尽量选择温软易消化的食物，如煮熟的蔬菜、粥类食物等，并且一次进食量不宜过多。同时应注意适量补充优质蛋白质和维生素，如肉、蛋、豆制品以及富含维生素的瓜果蔬菜等，以维持营养均衡。如果肠鸣音过度活跃或者排气较多，应减少摄入易产气的食物，如红薯、南瓜、大豆和萝卜等。

> 慢性肠炎的治疗需要长期坚持，应保持愉悦积极的态度，避免精神紧张、过度劳累，同时应改掉不良的饮食习惯，以促进病情康复。如有需要，可将中医治疗与西医治疗相结合，以获得更好的效果。

04 中医防癌讲"忌口"

古人说"祸从口出，患从口入"，中医临床中的饮食禁忌是在药食同源的基础上发展来的。食物有本身的寒、凉、温、热、平等属性，对于一些特殊体质的人，某些食物的属性会引发旧疾或加重现有疾病。那么哪些食物属于"发物"，我们又该如何忌口呢？

"发物"是指一些可能对某些人产生不良影响的食物。常见的发物如下。

辛辣食物：如辣椒、花椒、生姜、大蒜等。

海鲜类食物：如虾、蟹、蛤蜊、贝类等，此类食物大多腥而寒，易催发疮疡肿毒等疾病。

酒精类饮品：包括白酒、红酒、啤酒等。

部分水果：如柑橘类水果（橙子、柠檬等）、山楂、荔枝等。

部分坚果和籽类食物：如花生、杏仁、芝麻、葵花籽等。

部分草药和中药材：如人参、黄芪、麻黄等。

以上这些食物在中医理论中被认为可能引起体内的热毒，对特定体质或某些疾病可能产生负面影响。

但是，具体食物是否算作发物，还因个人体质和病情而异。一些疾病可能需要忌口，如胃溃疡、胃炎、肠炎等消化系统疾病，需要忌辛辣食物、油腻食物、酒精等。某些食物可能与个人体质不兼容，导致过敏反应、消化不良、呼吸困难等不适症状；某些食物与中药、西药等治疗方法可能存在相互作用，会影响药效或减弱疗效。

虽然要注意饮食，但是不要什么都不敢吃，这样会得不到足够的营养，导致精神越来越差。胃肠癌术后化疗期间，多数患者都会有食欲不振、恶心、呕吐等症状，存在营养不良的情况，建议定期去正规医院的营养科就诊，根据个体情况制定个体化的营养支持方案，加强营养，增强自身抵抗力。

05 药食同源养胃肠

《黄帝内经太素》中写道："空腹食之为食物，患者食之为药物。"这反映了药食同源的思想。在中医的观念中，一些食物不仅可以作为日常的营养补充，还可以在一定程度上起到预防和治疗某些疾病的作用，包括胃肠道问题。

以下为一些食药两用之品，朋友们可以适当参考。

山药：有健脾补肺、益精固肾、滋阴润燥的作用，且富含多种维生素和矿物质，如维生素 C、维生素 E、锌等，有助于增强免疫力、预防胃肠道感染和炎症。可炒菜、煮粥或蒸熟食用。

薏苡仁：有清热利湿、健脾祛湿的作用，可以帮助消除体内湿气，减轻腹胀、泄泻等胃肠道不适；同时还可促进消化，改善消化不良、食欲不振的状况。可以通过煮粥、煮汤、炒菜等方式食用，也可以制成薏米茶饮用。

山楂：有消食健胃的作用，可以帮助消化，缓解胃部不适。可将鲜山楂煮水饮用，或制成山楂膏、山楂茶等形式服用。

苦瓜：有清热解毒、消炎抗菌的作用，对于胃肠道炎症有一定的辅助治疗效果，其含有的蛋白和维生素能增强机体抵抗力。可将苦瓜切片煮水饮用，或炒熟后食用。

生姜和白萝卜：有促进消化、减少胃肠气胀的作用，可以缓解胃肠不适。生姜可以切片煮水饮用，白萝卜可以切片生食或煮汤食用。

日常生活中，可以将食物按方做成药膳食用，如砂仁养胃茶、白萝卜粳米粥、砂仁陈皮排骨煲等，对于健脾养胃有很好的效果。可以利用一些食物具有抗癌作用的特性，将日常饮食与疾病治疗结合起来。

> 药食同源的食物集安全、营养、保健、治疗于一身，但药食同源的方法只能作为中医的辅助治疗手段，并不能完全替代药物治疗。在治疗胃肠问题时，如果症状较为严重或持续时间较长，建议咨询专业医生的意见，并根据个人情况进行综合治疗。

参考文献

［1］ Fanigliulo L, Comparato G, Aragona G, et al. Role of gut microflora and probiotic effects in the irritable bowel syndrome ［J］. Acta Biomed, 2006, 77（2）: 85–89.

［2］ 罗佳, 金锋 . 肠道菌群影响宿主行为的研究进展 ［J］. 科学通报, 2014, 59（22）: 2169–2190.

［3］ 郭慧玲, 邵玉宇, 孟和毕力格, 等 . 肠道菌群与疾病关系的研究进展 ［J］. 微生物学通报, 2015, 42（2）: 400–410.

［4］ Johansen J, Atarashi K, Arai Y, et al. Centenarians have a diverse gut virome with the potential to modulate metabolism and promote healthy lifespan ［J］. Nat Microbiol, 2023, 8（6）: 1064–1078.

［5］ 李芬芬 . 衡阳地区胃癌前病变高危预测模型的建立及验证 ［D］. 衡阳: 南华大学, 2022.

［6］ 范慧娟, 宋淳, 张哲 . 西安地区高钠饮食对胃癌发病及死亡影响的调查 ［J］. 公共卫生与预防医学, 2023, 34（1）: 86–88.

［7］ 杜立红, 杨建洲, 贾建桃, 等 . 中国人群饮食因素与食管鳞癌关系 Meta 分析 ［J］. 长治医学院学报, 2022, 36（3）: 209–214.

［8］ 岳廷芸 . "互联网＋" 网络共享平台下对外卖业塑料包装食物引发的健康与环境问题的思考 ［J］. 法制博览, 2018（15）: 52–54.

［9］ 聂爱英, 梁丽娟, 雷超, 等 . 饮食和生活习惯与胃癌的相关性研究进展 ［J］. 现代生物医学进展, 2017, 17（3）: 578–581.

［10］成晓芬, 闵淑慧, 郭芮绮, 等 .1990—2019 年中国胃癌发病与死亡率年龄 – 时期 – 队列分析及 2020—2030 年变化趋势预测 ［J］. 中国肿瘤, 2023, 32（6）: 454–461.

［11］Jayalekshmi P A, Hassani S, Nandakumar A, et al. Gastric cancer risk in relation to tobacco use and alcohol drinking in Kerala, India—Karunagappally cohort study［J］. World J Gastroenterol, 2015, 21（44）: 12676-85.

［12］Kneller R W, You W C, Chang Y S, et al. Cigarette smoking and other risk factors for progression of precancerous stomach lesions［J］. J Natl Cancer Inst, 1992, 84（16）: 1261-1266.

［13］Tramacere I, Negri E, Pelucchi C, et al. A meta-analysis on alcohol drinking and gastric cancer risk［J］. Ann Oncol, 2012, 23（1）: 28-36.

［14］朱旗, 施兆鹏, 袁伟健. 茶在防治胃癌中的作用［J］. 茶叶通讯, 2000（3）: 15-18.

［15］王瑞青, 孔宪菲, 张华, 等. 世界卫生组织身体活动和久坐行为指南［J］. 中国卒中杂志, 2021, 16（4）: 390-397.

［16］卢眺眺, 朱翔贞, 高静芳. 功能性消化不良伴焦虑抑郁情绪的研究进展［J］. 长春中医药大学学报, 2016, 32（2）: 437-440.

［17］冯德月, 刘丽萍, 林志芳, 等. 焦虑和抑郁情绪对胃癌患者免疫功能的影响［J］. 中国基层医药, 2005（9）: 1179-1181.

［18］王锡山. 从中美结直肠癌流行病学特征看结直肠癌早诊早治的重要性［J］. 中华结直肠疾病电子杂志, 2021, 10（1）: 26-33.

［19］沈洪, 朱磊, 邢敬. 溃疡性结肠炎癌变的中西医防治策略［J］. 中国中西医结合消化杂志, 2023, 31（3）: 157-162.

［20］国家消化系疾病临床医学研究中心（上海）, 国家消化道早癌防治中心联盟, 中华医学会消化病学分会幽门螺杆菌和消化性溃疡学组, 等. 中国居民家庭幽门螺杆菌感染的防控和管理专家共识（2021年）［J］. 中华消化杂志, 2021, 41（4）: 221-233.

［21］Ilic M, Ilic I. Epidemiology of stomach cancer［J］. World J Gastroenterol, 2022, 28（12）: 1187-1203.

［22］徐丽琴, 杨齐华, 顾君娣, 等. 学龄前儿童幽门螺杆菌感染状况及其影响因素调查分析［J］. 中国妇幼保健, 2020, 35（7）: 1316-1318.

［23］马刚, 张汝鹏, 梁寒. 幽门螺杆菌与胃癌相关的研究进展［J］. 中国肿瘤临床, 2023, 50（1）: 44-48.

［24］刘文忠, 谢勇, 陆红, 等. 第五次全国幽门螺杆菌感染处理共识报告

［J］.胃肠病学，2017，22（6）：346-360.

［25］2022中国幽门螺杆菌感染治疗指南［J］.胃肠病学，2022，27（3）：150-162.

［26］李军祥，陈誩，李岩.功能性消化不良中西医结合诊疗共识意见（2017年）［J］.中国中西医结合消化杂志，2017，25（12）：889-894.

［27］Sung H，Ferlay J，Siegel R L，et al. Global Cancer Statistics 2020: GLOBOCAN Estimates of Incidence and Mortality Worldwide for 36 Cancers in 185 Countries［J］. CA Cancer J Clin，2021，71（3）：209-249.

［28］武国兵，程晓龙，于潇，等.幽门螺杆菌相关性慢性萎缩性胃炎与胃癌关系的研究进展［J］.协和医学杂志，2023，14（2）：339-345.

［29］杨洋，张平，魏玮.胃"炎-癌转化"的中西医结合慢病管理与获益［J］.现代中医临床，2023，30（4）：69-74.

［30］高泽立，张成，盛飞英，等.胃黏膜肠上皮化生、胃上皮内瘤变与胃癌的组织发生［J］.世界华人消化杂志，2011，19（19）：1981-1984.

［31］陈清波，王洪波，徐明垚，等.慢性胃病伴肠上皮化生、胃癌与幽门螺旋杆菌感染的关系［J］.实用癌症杂志，2010，25（02）：169-171，174.

［32］Khan M Y，Aslam A，Mihali A B，et al. Effectiveness of Helicobacter pylori eradication in preventing metachronous gastric cancer and preneoplastic lesions. A systematic review and meta-analysis［J］. Eur J Gastroenterol Hepatol，2020，32（6）：686-694.

［33］张益宇，方向明.胃息肉与幽门螺杆菌感染关系的研究进展［J］.临床内科杂志，2023，40（4）：284-286.

［34］禹蓉，董卫国，田山，等.不同病理类型结直肠息肉癌变的临床研究进展［J］.中国全科医学，2023，26（14）：1790-1794.

［35］国家消化系统疾病临床医学研究中心，中华医学会消化内镜学分会，中华医学会健康管理学分会，等.中国早期胃癌筛查流程专家共识意见（草案）（2017年，上海）［J］.胃肠病学，2018，23（2）：92-97.

［36］国家癌症中心中国结直肠癌筛查与早诊早治指南制定专家组.中国结直肠癌筛查与早诊早治指南（2020，北京）［J］.中国肿瘤，2021，30（1）：1-28.

［37］中华医学会消化内镜学分会结直肠学组.结肠镜检查肠道准备专家共识意见（2023，广州）［J］.中华消化内镜杂志，2023，40（6）：421-430.

［38］中华医学会麻醉学分会，中华医学会消化内镜学分会.中国消化内镜诊疗镇静/麻醉的专家共识［J］.临床麻醉学杂志，2014，30（9）：920-927.

［39］陈科全，许研，叶秀杰，等.超细鼻胃镜辅助胃窦直视法空肠营养管置入术的应用［J］.现代消化及介入诊疗，2022，27（4）：413-416.

［40］陈浩嘉，陈有仁，吴寿岭.膳食纤维和肠道菌群与肥胖关系的研究进展［J］.医学综述，2019，25（5）：839-8440.

［41］杨晓光，王晓黎.中国居民膳食指南2022| 准则一食物多样，合理搭配［J］.中国食物与营养，2022，28（8）：2.

［42］闫淼淼，许真，徐蝉，等.大蒜功能成分研究进展［J］.食品科学，2010，31（5）：312-318.

［43］Higdon J V，Delage B，Williams D E，et al. Cruciferous vegetables and human cancer risk：epidemiologic evidence and mechanistic basis［J］. Pharmacol Res，2007，55（3）：224-236.

［44］解鸿蕾，车文静，苏越，等.十字花科蔬菜的抗癌作用［J］.食品安全导刊，2022（34）：172-175.

［45］林森.牛奶是致癌物吗？［J］.百科知识，2010（3）：44-46.

［46］Ainslie-Waldman C E，Koh W P，Jin A，et al. Coffee intake and gastric cancer risk：the Singapore Chinese health study［J］. Cancer Epidemiol Biomarkers Prev，2014，23（4）：638-47.

［47］闫超，陕飞，李子禹.2020年全球胃癌负担分析：聚焦中国流行现状［J］.中国肿瘤，2023，32（3）：161-170.

［48］北京市科委重大项目《早期胃癌治疗规范研究》专家组.早期胃癌内镜下规范化切除的专家共识意见（2018，北京）［J］.中华消化内镜杂志，2019，36（6）：381-392.

［49］国家卫生健康委员会医政司，中华医学会肿瘤学分会.国家卫生健康委员会中国结直肠癌诊疗规范（2023版）［J］.中华普通外科杂志，2023，38（8）：561-581.

［50］王荣欣，胡水清.糖尿病与结直肠癌发病关系探究［J］.实用医学杂志，2007（22）：3518-3520.

［51］Liberti M V, Locasale J W. The Warburg Effect：How Does it Benefit Cancer Cells? ［J］. Trends Biochem Sci, 2016, 41（3）：211-218.

［52］Spencer N Y, Stanton R C. The Warburg Effect, Lactate, and Nearly a Century of Trying to Cure Cancer［J］. Semin Nephrol, 2019, 39（4）：380-393.

［53］Zhang J, Yang J, Lin C, et al. Endoplasmic Reticulum stress-dependent expression of ERO1L promotes aerobic glycolysis in Pancreatic Cancer［J］. Theranostics, 2020, 10（18）：8400-8414.

［54］Reinfeld B I, Madden M Z, Wolf M M, et al. Cell-programmed nutrient partitioning in the tumour microenvironment［J］. Nature, 2021, 593（7858）：282-288.